Maria Christina Moroder

Malattie rare dei gatti

Diagnosi e terapia

bup

Maria Christina Moroder
Malattie rare dei gatti
Diagnosi e terapia

ISBN 978-3-69035-367-0

Numero d'ordine: 1916
Disponibile anche come eBook (978-3-69035-379-3)

© Bremen University Press, 2025.
Il manoscritto non può essere utilizzato in tutto o in parte senza il previo consenso scritto dell'editore.

Bremen University Press
Fahrenheitstr. 11
28359 Bremen

bup@bremenuniversitypress.com
www.bremenuniversitypress.com

Maria Christina Moroder

Malattie rare dei gatti

Diagnosi e terapia

Panoramica

PREFAZIONE   9

1. INTRODUZIONE   12

2. DIAGNOSI DI MALATTIE RARE DEI GATTI   25

3. MALATTIE GENETICHE ED EREDITARIE   44

4. MALATTIE INFETTIVE RARE   60

5. MALATTIE NEUROLOGICHE   79

6. MALATTIE ORMONALI E METABOLICHE   89

7. MALATTIE AUTOIMMUNI E DEL SISTEMA IMMUNITARIO   97

8. MALATTIE RARE DELLA PELLE E TUMORI   104

9. MALATTIE RESPIRATORIE E POLMONARI   110

10. MALATTIE CARDIOVASCOLARI   114

11. MALATTIE GASTROINTESTINALI ED EPATICHE   118

12. MALATTIE NEFROLOGICHE E UROLOGICHE   122

13. MALATTIE AMBIENTALI E TOSSINFEZIONI   126

14.	APPROCCI TERAPEUTICI PER LE MALATTIE RARE	130
15.	IL FUTURO DELLA DIAGNOSI E DEL TRATTAMENTO DELLE MALATTIE FELINE RARE	137

GLOSSARIO 141

Indice dei contenuti

PREFAZIONE		9
1.	**INTRODUZIONE**	12
1.1	Importanza delle malattie rare dei gatti	12
1.2	Perché le malattie rare sono difficili da diagnosticare	15
1.3	I progressi della medicina veterinaria e della diagnostica	18
1.4	Panoramica delle malattie genetiche, infettive e sistemiche	21
2.	**DIAGNOSI DI MALATTIE RARE DEI GATTI**	25
2.1	Metodi di esame clinico	25
2.2	Procedure di imaging	27
2.3	Diagnostica di laboratorio (emocromo, biochimica, analisi ormonali)	31
2.4	Test genetici e loro applicazione	34
2.5	Istopatologia e biopsie	37
2.6	Diagnosi differenziali per le malattie rare	40
3.	**MALATTIE GENETICHE ED EREDITARIE**	44
3.1	Malattie da accumulo lisosomiale	44
3.2	Sindrome di Chediak-Higashi	47
3.3	Isoeritrolisi neonatale (incompatibilità di gruppo sanguigno)	50
3.4	Lupus eritematoso sistemico felino	53
3.5	Miopatie e malattie muscolari ereditarie	56
4.	**MALATTIE INFETTIVE RARE**	60
4.1	Peritonite infettiva felina (forme atipiche)	60
4.2	Istoplasmosi e altre infezioni fungine rare	63
4.3	Bartonellosi	66

4.4	Rickettsiosi e malattie batteriche rare	69
4.5	Parvovirus felino	72
4.6	Encefalopatia spongiforme (paragonabile alla BSE)	76
5.	**MALATTIE NEUROLOGICHE**	79
5.1	Disautonomia felina (sindrome di Key-Gaskell)	79
5.2	Neuropatia trigeminale idiopatica	82
5.3	Ipereplessia felina (malattia dello startle)	85
6.	**MALATTIE ORMONALI E METABOLICHE**	89
6.1	Diabete insipido felino	89
6.2	Morbo di Addison (insufficienza corticale surrenale)	92
7.	**MALATTIE AUTOIMMUNI E DEL SISTEMA IMMUNITARIO**	97
7.1	Lupus eritematoso sistemico felino	97
7.2	Complesso del granuloma eosinofilo (forme rare)	100
8.	**MALATTIE RARE DELLA PELLE E TUMORI**	104
8.1	Linfomi epiteliotropi a cellule T felini	104
8.2	Tumori dei mastociti nei gatti (varianti rare e aggressive)	107
9.	**MALATTIE RESPIRATORIE E POLMONARI**	110
9.1	Polmonite proliferativa e necrotizzante felina	110
10.	**MALATTIE CARDIOVASCOLARI**	114
10.1	Forme atipiche di cardiomiopatia ipertrofica	114
11.	**MALATTIE GASTROINTESTINALI ED EPATICHE**	118
11.1	Malattie infiammatorie croniche intestinali (forme estreme)	118
12.	**MALATTIE NEFROLOGICHE E UROLOGICHE**	122

| 12.1 | Malattie renali congenite | 122 |

| 13. | MALATTIE AMBIENTALI E TOSSINFEZIONI | 126 |
| 13.1 | Avvelenamento da metalli pesanti | 126 |

14.	APPROCCI TERAPEUTICI PER LE MALATTIE RARE	130
14.1	Terapie standard e sperimentali.	130
14.2	Terapia genica: opportunità future per la medicina felina	132

| 15. | IL FUTURO DELLA DIAGNOSI E DEL TRATTAMENTO DELLE MALATTIE FELINE RARE | 137 |
| 15.1 | I progressi della genetica e della medicina personalizzata | 137 |

GLOSSARIO   141

Prefazione

La malattia di un gatto può essere un grosso problema per i proprietari per diversi motivi. Un fattore chiave è che molte malattie hanno sintomi simili o non specifici. Un gatto che si ritira, non mangia o vomita potrebbe essere affetto da una serie di problemi, da un semplice disturbo gastrico a un'infezione, fino a gravi malattie croniche come l'insufficienza renale o il cancro. Questo spesso rende difficile per il proprietario giudicare tempestivamente se si tratta di un disturbo innocuo o di una malattia grave.

Inoltre, i gatti sono molto abili nel nascondere il dolore e il disagio. In natura questo li protegge dai predatori, ma per i proprietari spesso significa che le malattie vengono notate solo quando sono già avanzate. Questo può far perdere tempo prezioso quando una diagnosi e un trattamento precoci sarebbero stati più facili o più promettenti. Il cosiddetto "brancolare nel buio" è una sfida importante per molti proprietari di gatti, poiché spesso devono prestare attenzione a piccoli cambiamenti nel comportamento che indicano solo un problema nel suo complesso.

Un altro problema è il tempo necessario all'animale per rispondere al trattamento. I gatti sono creature molto individuali e, anche una volta fatta la diagnosi e iniziato il trattamento, può volerci del tempo prima che si verifichi un miglioramento, se mai è possibile un miglioramento apprezzabile. Alcune malattie, come l'insufficienza renale cronica o il diabete, richiedono un adeguamento permanente del trattamento, il che rende la situazione ancora più difficile. Soprattutto nel caso di malattie insidiose, è difficile valutare se una terapia funziona davvero o se sono necessari ulteriori aggiustamenti.

Inoltre, la somministrazione di farmaci è una sfida importante per molti proprietari, poiché i gatti non sono sempre collaborativi. Molti farmaci devono essere somministrati regolarmente, il che può essere stressante sia per l'animale che per il proprietario. Ad esempio, se un gatto rifiuta le compresse o vomita dopo la somministrazione, non è chiaro se il farmaco stia effettivamente funzionando o se sia necessario trovare una forma alternativa di trattamento.

Un altro problema è che le visite dal veterinario sono spesso molto stressanti per i gatti. Il viaggio, l'ambiente sconosciuto e il contatto con persone estranee possono far sì che i sintomi si intensifichino sotto stress o che l'animale sia a malapena in grado di essere esaminato dal veterinario. Questo non solo rende più difficile la diagnosi, ma complica anche le visite e i controlli successivi.

L'insieme di questi fattori rende la malattia di un gatto una sfida importante per i proprietari. L'incertezza sulla causa esatta, l'effetto spesso lento o ambiguo dei trattamenti, la difficoltà nell'osservare i sintomi e la problematica somministrazione dei farmaci rendono la cura di un animale malato un compito snervante. Ciò richiede non solo pazienza, ma anche una stretta collaborazione con il veterinario e spesso una buona dose di intuito per interpretare e reagire correttamente ai più piccoli cambiamenti.

Questo libro vuole contribuire a far sì che le malattie feline rare, spesso non immediatamente riconosciute, vengano prese in maggiore considerazione al momento della diagnosi. Ciò dovrebbe consentire una diagnosi differenziale più precisa e promuovere un trattamento più mirato ed efficace.

Bolzano, gennaio 2025 L'autore

1. Introduzione

1.1 Importanza delle malattie rare dei gatti

Le malattie rare dei gatti rappresentano una sfida particolare per i veterinari e i proprietari, poiché spesso vengono riconosciute solo in fase avanzata. Uno dei motivi è che molte di queste malattie sono state descritte o documentate solo sporadicamente e quindi non sono immediatamente incluse nelle considerazioni diagnostiche. Inoltre, i sintomi possono essere aspecifici o confusi con malattie più comuni, rendendo difficile l'identificazione precoce. Ciò aumenta il rischio che il gatto colpito non riceva un trattamento tempestivo o adeguato, che può portare a un deterioramento della sua salute.

Le malattie dei gatti sono considerate rare se si verificano solo in una percentuale molto piccola della popolazione felina o se sono difficili da diagnosticare. Alcune malattie passano inosservate perché hanno sintomi insoliti o non specifici e sono facilmente confondibili con condizioni più comuni. Altre sono genetiche e colpiscono solo alcune razze, il che le rende rare nella popolazione generale dei gatti. Rientrano in questa categoria anche le malattie nuove o poco studiate, perché sono state identificate solo di recente o non sono ancora sufficientemente documentate. In alcuni casi, la rarità di una malattia è dovuta al fatto che le possibilità diagnostiche sono limitate e quindi non viene riconosciuta come malattia a sé stante.

Un aspetto fondamentale delle malattie rare dei gatti è la loro patogenesi spesso complessa. Molte di queste malattie hanno cause genetiche, infettive o autoimmunologiche che non sono ancora state studiate a fondo. In alcuni casi, i fattori ambientali svolgono un ruolo, la cui influenza è difficile da dimostrare. Poiché le malattie rare si manifestano solo in un numero limitato di casi, i dati disponibili sono spesso insufficienti, il che rende ancora più difficile la diagnosi e il trattamento. La ricerca e gli studi veterinari si concentrano principalmente sulle malattie diffuse, il che significa che spesso non sono disponibili protocolli di trattamento basati sull'evidenza per le malattie rare. Di conseguenza, i veterinari devono affidarsi a rapporti su casi, quadri clinici comparabili o approcci sperimentali per il trattamento.

L'importanza delle malattie rare dei gatti non risiede solo nella sfida di diagnosticarle e curarle, ma anche nel loro potenziale impatto sull'intera popolazione felina.

Alcune di queste malattie potrebbero manifestarsi con maggiore frequenza in alcune linee di allevamento e indicare predisposizioni genetiche. In questi casi, è necessaria una stretta collaborazione tra veterinari, genetisti e allevatori per ridurre al minimo i rischi sanitari a lungo termine. Inoltre, alcune malattie infettive rare hanno un potenziale zoonotico che può essere rilevante non solo per i gatti ma anche per gli esseri umani. L'identificazione precoce di questi agenti patogeni potrebbe aiutare a prevenire la trasmissione e ad adottare misure preventive.

I proprietari di gatti si trovano ad affrontare la sfida di riconoscere i sottili segni di una malattia rara nel loro animale e di prenderli sul serio. La maggior parte dei proprietari ha familiarità con i sintomi delle malattie comuni dei gatti, quindi i sintomi non specifici o insoliti non vengono inizialmente associati a una malattia rara. Questo spesso porta a ritardare le visite dal veterinario o a utilizzare rimedi casalinghi inefficaci. Per contrastare questo problema, è importante un'educazione completa. Campagne informative, formazione veterinaria e un migliore collegamento in rete tra le cliniche veterinarie specializzate e i veterinari generici possono contribuire ad aumentare la consapevolezza delle malattie rare dei gatti.

La crescente disponibilità di metodi diagnostici moderni, come test genetici, tecniche di imaging e analisi di laboratorio specializzate, apre nuove possibilità per la diagnosi precoce di malattie feline rare. Tuttavia, la sfida rimane quella di utilizzare queste tecnologie in modo completo e conveniente. Molti di questi metodi sono associati a costi finanziari elevati, che non tutti i proprietari di gatti possono o vogliono sostenere. Sono quindi necessarie strategie per rendere le opzioni diagnostiche e terapeutiche accessibili a una fascia più ampia della popolazione.

Lo studio delle malattie rare dei felini è di grande importanza per vari motivi. Oltre a migliorare le opzioni terapeutiche individuali per gli animali colpiti, offre l'opportunità di ampliare la comprensione generale delle malattie feline e di indagare su possibili parallelismi con le malattie rare umane. A lungo termine, questo approccio interdisciplinare potrebbe portare a progressi sia nella medicina veterinaria che in quella umana. Solo attraverso un'intensa attività di ricerca, una sensibilizzazione mirata e una migliore collaborazione all'interno della comunità veterinaria sarà possibile riconoscere più precocemente le malattie feline rare e trattarle in modo più efficace.

1.2 Perché le malattie rare sono difficili da diagnosticare

Le malattie rare nei gatti rappresentano una sfida particolare per i veterinari e i proprietari, poiché sono spesso difficili da diagnosticare. Ciò è dovuto principalmente alla complessità dei sintomi, che spesso sono aspecifici o si manifestano solo in una fase avanzata. Inoltre, molte di queste malattie non sono sufficientemente studiate, il che rende la diagnosi ancora più difficile.

Un problema fondamentale nell'identificazione delle malattie rare è che molti sintomi sono uguali a quelli di malattie più comuni. Per esempio, la stanchezza cronica, l'inappetenza o la perdita di peso possono essere dovute a una serie di cause, tra cui disturbi metabolici, infezioni o persino processi neoplastici. Poiché questi segni fanno inizialmente pensare a malattie più generali, le malattie rare vengono spesso prese in considerazione solo quando i metodi diagnostici standard non forniscono risultati chiari o quando la terapia standard non ha l'effetto sperato. In molti casi, questo porta a un ritardo nella diagnosi, che può avere un impatto negativo sulla prognosi degli animali colpiti.

Un altro ostacolo è rappresentato dal fatto che molte malattie rare si sviluppano gradualmente e non causano sintomi evidenti per un lungo periodo di tempo. In questi casi, i primi sottili cambiamenti nel comportamento o nell'aspetto del gatto possono essere facilmente trascurati o interpretati come adattamenti legati all'età. Questo vale soprattutto per le malattie che colpiscono il sistema immunitario, il sistema nervoso o i processi endocrini. I gatti sono anche maestri nel nascondere i segni di malattia, il che rende ancora più difficile la diagnosi precoce. Si tratta di una strategia evolutiva che serve a non mostrare apertamente la propria debolezza per non diventare facile preda dei predatori.

Un altro problema deriva dalle limitate possibilità diagnostiche. Mentre per le malattie comuni sono disponibili procedure di analisi standardizzate, per le malattie rare spesso mancano test di laboratorio specifici o procedure di imaging che consentano una chiara identificazione. Molte malattie rare possono essere diagnosticate solo escludendo altre cause più comuni, il che rende necessarie lunghe indagini. Anche quando esistono test specifici, non sempre sono ampiamente o prontamente disponibili, per cui gli animali affetti possono dover essere indirizzati a cliniche veterinarie specializzate.

La componente genetica gioca un ruolo decisivo in molte malattie rare, il che rende la diagnosi ancora più difficile. Alcune malattie si manifestano solo in determinate razze o richiedono una predisposizione genetica non sempre chiaramente individuabile. Mentre i test genetici fanno sempre più parte del repertorio standard in medicina umana, nella pratica veterinaria tali test sono spesso associati a costi elevati o sono disponibili solo per un numero limitato di malattie. Sebbene la ricerca in questo settore stia progredendo, potrebbe passare del tempo prima che siano disponibili procedure diagnostiche adeguate per un uso diffuso.

Anche la mancanza di dati epidemiologici completi rappresenta una sfida. Poiché le malattie rare, per definizione, colpiscono solo una piccola parte della popolazione felina, spesso non esistono statistiche affidabili sulla loro frequenza, prevalenza o progressione tipica della malattia. Questo non solo rende più difficile la diagnosi, ma anche la pianificazione del trattamento. Senza dati certi, il trattamento rimane spesso sperimentale, poiché non esistono protocolli terapeutici comprovati. Questo può portare a tentativi di trattamento basati sull'esperienza con malattie simili ma non identiche, il che rende incerto il successo della terapia.

La combinazione di sintomi aspecifici, progressione insidiosa, opzioni diagnostiche limitate, complessità genetica e mancanza di dati epidemiologici rende la diagnosi delle malattie rare nei gatti un compito impegnativo. I progressi della ricerca veterinaria, in particolare nei campi della genetica, della diagnostica di laboratorio e delle tecniche di imaging, potrebbero aiutare a superare queste sfide in futuro e a migliorare l'individuazione e il trattamento delle malattie rare. Fino ad allora, tuttavia, rimane una sfida importante identificare precocemente gli animali affetti e fornire loro una terapia mirata.

1.3   I progressi della medicina veterinaria e della diagnostica

Negli ultimi anni, i progressi della medicina veterinaria e della diagnostica hanno contribuito in modo significativo a migliorare l'identificazione delle malattie rare dei felini. In particolare, l'evoluzione tecnologica nei campi della genetica, delle tecniche di imaging e dell'intelligenza artificiale ha ampliato le possibilità di identificare e differenziare modelli di malattia complessi. Questi sviluppi consentono una diagnosi più precoce e precisa, che a sua volta favorisce una terapia più mirata e una prognosi migliore per gli animali affetti.

La genetica è diventata una componente centrale della ricerca veterinaria, in particolare per quanto riguarda le malattie ereditarie rare. I progressi della tecnologia di sequenziamento consentono di identificare le predisposizioni genetiche a determinate malattie anche prima della comparsa dei sintomi clinici. Grazie al moderno sequenziamento ad alto rendimento, è possibile analizzare in modo mirato le singole mutazioni genetiche associate a specifiche malattie. Ciò è particolarmente importante per i gatti di razza, nei quali alcune malattie ereditarie si manifestano con maggiore frequenza. L'identificazione dei geni che causano le malattie non solo consente una diagnosi precoce, ma anche strategie di allevamento mirate per ridurre la diffusione delle malattie genetiche in determinate popolazioni. Inoltre, i nuovi metodi di analisi genetica consentono una diagnosi più completa di malattie poligeniche complesse che in precedenza erano difficili da identificare. Lo sviluppo di biomarcatori genetici potrebbe consentire in futuro diagnosi ancora più differenziate, permettendo non solo di riconoscere le malattie rare, ma anche di comprenderle meglio nelle loro singole manifestazioni.

Anche le tecniche di imaging hanno fatto notevoli progressi negli ultimi anni, consentendo una visualizzazione più precisa dei processi patologici nei gatti. Le tecniche ad alta risoluzione della tomografia computerizzata e della risonanza magnetica consentono una visione dettagliata delle strutture tissutali e dei sistemi di organi, particolarmente importante per le malattie del sistema nervoso, degli organi interni o dell'apparato muscoloscheletrico. Le moderne procedure supportate da mezzi di contrasto consentono inoltre di visualizzare infiammazioni o formazioni tumorali che sarebbero difficili da individuare con i metodi convenzionali. Anche l'ulteriore sviluppo dell'ecografia con sonde ad alta frequenza ha migliorato la diagnostica, consentendo una visualizzazione più dettagliata di piccole strutture, particolarmente importante quando si esaminano organi come il pancreas o la tiroide. Queste tecniche di imaging avanzate aiutano a identificare più precocemente le malattie rare e a differenziarle da quelle simili, consentendo una pianificazione più precisa del trattamento.

L'applicazione dell'intelligenza artificiale in medicina veterinaria apre nuove prospettive per la diagnosi delle malattie rare dei felini. Algoritmi avanzati di apprendimento automatico possono analizzare grandi volumi di immagini, dati di laboratorio e clinici e riconoscere modelli difficili da individuare per l'occhio umano. In particolare, nella diagnostica radiologica, i sistemi supportati dall'intelligenza artificiale sono sempre più utilizzati per identificare con grande precisione le anomalie nelle immagini a raggi X o di risonanza magnetica. Queste procedure di analisi automatizzate consentono una valutazione più rapida e oggettiva, particolarmente vantaggiosa nel caso di malattie complesse o rare. Inoltre, l'intelligenza artificiale viene utilizzata nelle analisi di laboratorio per riconoscere le alterazioni patologiche nelle immagini del sangue o nei campioni di tessuto con un elevato grado di precisione e confrontarle con le banche dati esistenti. Ciò migliora l'affidabilità diagnostica e consente di identificare le malattie rare in una fase più precoce.

Un altro progresso promettente è l'integrazione dei big data e dei metodi di analisi computerizzata, che rendono possibile l'analisi di ampie banche dati cliniche. Combinando informazioni genetiche, risultati di imaging e di laboratorio, è possibile sviluppare approcci diagnostici personalizzati che vanno oltre i metodi di esame tradizionali. Questi sistemi basati sui dati non solo facilitano la diagnosi, ma anche l'identificazione di nuovi modelli di malattia, che a lungo termine faranno progredire la ricerca sulle malattie feline rare.

Il continuo sviluppo di queste tecnologie offre un grande potenziale per la diagnosi precoce, una differenziazione più precisa e un trattamento più efficace delle malattie feline rare. Mentre i metodi di analisi genetica stanno diventando più specifici, le tecniche di imaging all'avanguardia stanno migliorando la visualizzazione dei processi patologici e l'intelligenza artificiale e l'analisi computazionale stanno facilitando l'identificazione di modelli complessi. Questi progressi stanno aiutando a superare le sfide diagnostiche delle malattie rare e a migliorare in modo sostenibile le cure veterinarie per gli animali affetti.

1.4 Panoramica delle malattie genetiche, infettive e sistemiche

Le malattie rare dei gatti possono essere suddivise in diverse categorie in base alla causa e al meccanismo di base della malattia.

Si fa una distinzione fondamentale tra malattie genetiche, infettive e sistemiche, ognuna delle quali comporta processi fisiopatologici diversi e sfide diagnostiche. La precisa classificazione di una malattia in uno di questi gruppi è essenziale per una diagnosi e un trattamento mirati, poiché le cause, la progressione e la prognosi possono variare notevolmente.

Le malattie genetiche sono causate da mutazioni o cambiamenti strutturali nel materiale genetico e spesso colpiscono razze specifiche di gatti che, a causa dell'allevamento selettivo, sono più suscettibili a determinate malattie ereditarie. Molte di queste malattie si manifestano in giovane età o mostrano una progressione graduale nel corso della vita del gatto. Una delle malattie genetiche più conosciute è la malattia policistica del rene, particolarmente comune nei gatti persiani, che porta a una graduale compromissione funzionale dell'organo a causa della formazione di cisti multiple nei reni. Altri esempi di malattie genetiche sono le cardiomiopatie ipertrofiche, che portano a un ispessimento del muscolo cardiaco e sono particolarmente comuni nei gatti Maine Coon, nonché malattie neurologiche come la malattia del midollo spinale (SCD).

che in alcune razze può portare a gravi disabilità motorie. Poiché le malattie genetiche sono spesso incurabili, la ricerca veterinaria si concentra sempre più su misure preventive attraverso test genetici e programmi di allevamento selettivo per ridurre al minimo la diffusione di tali malattie nella popolazione felina.

Anche le malattie infettive sono tra le cause rilevanti di quadri clinici rari: molte di queste infezioni sono causate da virus, batteri, funghi o parassiti. Mentre alcune malattie infettive come l'influenza dei gatti o la peritonite infettiva felina sono relativamente comuni, esistono anche malattie infettive rare che spesso vengono riconosciute solo in fase avanzata. Si tratta di infezioni batteriche o fungine atipiche, che svolgono un ruolo importante soprattutto negli animali immunocompromessi, nonché di malattie causate da ceppi virali rari e difficili da diagnosticare. Un esempio di malattia infettiva rara è l'istoplasmosi, un'infezione fungina particolarmente diffusa in alcune regioni geografiche che può causare problemi respiratori cronici, deficit neurologici o reazioni infiammatorie sistemiche. Anche le malattie virali esotiche, come il virus del vaiolo felino, possono causare gravi danni alla pelle e agli organi, che spesso possono essere chiaramente identificati solo dopo un lungo periodo di malattia. Il problema delle malattie infettive è che molti sintomi sono aspecifici e si sovrappongono ad altri quadri clinici, il che rende difficile una diagnosi esatta e richiede esami di laboratorio specifici.

Le malattie sistemiche sono un'altra importante categoria di malattie rare feline e sono caratterizzate dal fatto che colpiscono diversi sistemi di organi e spesso hanno una causa complessa e multifattoriale. Queste malattie possono essere causate da disfunzioni immunologiche, disturbi metabolici o processi infiammatori e richiedono una diagnostica differenziata per identificare la patogenesi sottostante. Una delle malattie sistemiche più importanti nei gatti è il Lupus Eritematoso Sistemico, una malattia autoimmune che può attaccare vari organi e portare a reazioni infiammatorie nella pelle, nelle articolazioni, nei reni o nel sistema nervoso. Rientrano in questa categoria anche rare malattie endocrine come la sindrome da ipoadrenocorticismo, caratterizzata da un'ipofunzione delle ghiandole surrenali e spesso difficile da diagnosticare a causa dei sintomi aspecifici. Anche le malattie metaboliche, come le rare malattie da accumulo lisosomiale, che sono causate da difetti nel metabolismo cellulare e portano a danni neurologici progressivi, sono malattie sistemiche spesso riconosciute in ritardo. Poiché le malattie sistemiche spesso comportano una complessa interazione tra fattori genetici, ambientali e immunologici, la loro diagnosi richiede un esame completo dell'anamnesi del paziente, analisi di laboratorio e procedure di imaging per consentire una classificazione precisa e una pianificazione del trattamento individuale.

La distinzione tra malattie genetiche, infettive e sistemiche è di grande importanza per la diagnostica veterinaria, in quanto influisce in modo significativo sulla scelta dei metodi di esame, sulla prognosi e sulle opzioni terapeutiche.

Mentre le malattie genetiche sono spesso identificate da analisi genetico-molecolari, le malattie infettive richiedono esami microbiologici specifici, mentre le malattie sistemiche di solito richiedono una combinazione di esami di laboratorio, di imaging e di test funzionali. I crescenti progressi della ricerca medica contribuiscono a far sì che le malattie rare possano essere meglio comprese e trattate in modo più mirato, migliorando la qualità di vita dei gatti affetti nel lungo periodo.

2. Diagnosi di malattie rare dei gatti

2.1 Metodi di esame clinico

L'esame clinico è una parte essenziale della diagnosi delle malattie feline rare e costituisce la base per ulteriori misure diagnostiche.

Poiché molte malattie rare presentano sintomi aspecifici o inizialmente irrilevanti, è necessario un esame sistematico e completo per ottenere le prime indicazioni di una patologia sottostante. La diagnosi clinica inizia con un'anamnesi dettagliata, che prende in considerazione il comportamento, l'assunzione di cibo, le malattie precedenti, le predisposizioni genetiche e i fattori ambientali. Queste informazioni possono fornire indizi preziosi su possibili malattie rare, soprattutto se alcuni sintomi si manifestano in modo atipico rispetto alle malattie comuni.

L'esame fisico generale comprende un'ispezione sistematica di tutto il corpo, compresa la pelle, le mucose, gli occhi, le orecchie e la zona orale. Cambiamenti nella struttura del mantello, lesioni cutanee o pigmentazione irregolare possono indicare malattie metaboliche o autoimmuni. L'esame delle mucose può rivelare segni di disturbi circolatori o infezioni sistemiche, mentre i cambiamenti negli occhi possono indicare, ad esempio, malattie neurologiche o genetiche. La palpazione dei linfonodi è una fase diagnostica importante, poiché linfonodi ingrossati o induriti possono indicare un'infiammazione cronica, un'infezione o persino una malattia neoplastica. La palpazione degli organi addominali consente inoltre di valutare l'ingrossamento degli organi, l'accumulo di liquidi o le alterazioni tumorali, spesso associate a quadri clinici rari.

Una parte essenziale della diagnostica clinica è la valutazione delle funzioni cardiovascolari e respiratorie. L'auscultazione del cuore e dei polmoni consente di identificare suoni patologici come soffi cardiaci, aritmie o suoni respiratori anomali, che forniscono indicazioni su malattie cardiovascolari o rare patologie polmonari.

Alcune malattie genetiche o sistemiche possono causare un coinvolgimento cardiaco, per cui un esame cardiologico preciso è fondamentale per una diagnosi precoce. Anche l'esame neurologico è di grande importanza, poiché molte malattie rare colpiscono il sistema nervoso centrale o periferico. Gli esami per valutare l'andatura, i riflessi e la percezione propriocettiva possono rivelare sottili deficit neurologici che possono indicare malattie neurodegenerative o ereditarie.

La diagnosi clinica delle malattie rare dei felini è integrata da speciali test funzionali che consentono una valutazione più precisa di alcuni sistemi di organi. Questi includono, ad esempio, test endocrinologici per indagare le disfunzioni ormonali o test da sforzo per valutare la funzione renale ed epatica. La misurazione della pressione arteriosa è una parte importante dell'esame clinico, soprattutto nei gatti anziani, poiché alcune rare malattie sistemiche sono associate a ipertensione o ipotensione. Anche la termoregolazione è inclusa nella diagnosi, poiché una temperatura corporea anomala può indicare malattie infettive o metaboliche. La combinazione di un'anamnesi dettagliata, di un esame fisico completo, della valutazione delle funzioni cardiovascolari, neurologiche ed endocrine e di test funzionali mirati consente di riconoscere precocemente le malattie rare e di avviare ulteriori misure diagnostiche mirate. Poiché molte di queste malattie possono essere identificate solo attraverso sottili indizi clinici, un esame attento e sistematico è essenziale per una diagnosi precisa e una strategia terapeutica basata su di essa.

2.2 Procedure di imaging

Le tecniche di imaging (radiografie, TAC, risonanza magnetica, ultrasuoni) svolgono un ruolo centrale nella diagnosi delle malattie rare dei felini, in quanto consentono un esame non invasivo degli organi e delle strutture tissutali e forniscono quindi informazioni essenziali sulle alterazioni patologiche. La scelta del metodo di imaging appropriato dipende dalla domanda specifica, dalla regione anatomica interessata e dalla malattia sospettata. Ogni metodo offre vantaggi e limiti diversi, per cui in molti casi è necessaria una combinazione di più tecniche di imaging per formulare una diagnosi precisa.

La diagnostica a raggi X è una metodica di base utilizzata principalmente per valutare il sistema scheletrico, gli organi toracici e l'addome. È particolarmente utile per identificare malformazioni o alterazioni degenerative del sistema osseo che possono verificarsi nel contesto di malattie genetiche o metaboliche. Ad esempio, in alcune rare malattie ereditarie come l'osteopetrosi, si possono osservare cambiamenti nella densità ossea che indicano un rimodellamento patologico dell'osso. Anche le alterazioni della colonna vertebrale causate da malformazioni congenite o da malattie neurodegenerative possono essere visualizzate con l'ausilio di radiografie. Nella regione toracica, la diagnostica a raggi X consente di valutare i polmoni, il cuore e il mediastino, in modo da riconoscere malattie polmonari rare come le malattie polmonari interstiziali o i versamenti pleurici. Nell'addome, la radiografia consente di avere una visione d'insieme della posizione e delle dimensioni degli organi, nonché di identificare calcificazioni, corpi estranei o alterazioni tumorali. Tuttavia, le strutture dettagliate dei tessuti molli possono essere valutate solo in misura limitata con questa tecnica, per cui in molti casi sono necessarie ulteriori procedure di imaging.

La tomografia computerizzata (TC) è un ulteriore sviluppo della tecnologia a raggi X e offre una risoluzione e un livello di dettaglio significativamente più elevati generando immagini trasversali. Viene utilizzata in particolare quando è necessario registrare strutture anatomiche complesse o cambiamenti patologici minimi. Questo è importante, ad esempio, nel caso di malattie polmonari rare, poiché la TC consente una differenziazione più precisa delle alterazioni del tessuto polmonare che non sarebbero riconoscibili da un'immagine radiografica convenzionale. La diagnostica TC svolge un ruolo decisivo anche in oncologia, in quanto rende visibile l'esatta localizzazione, le dimensioni e l'infiltrazione dei tumori nelle strutture tissutali vicine. La TC è di particolare rilevanza diagnostica per le neoplasie rare o per i tumori metastatici. Questa procedura è inoltre essenziale per la visualizzazione di strutture ossee complesse, in particolare nell'area del cranio, della colonna vertebrale e delle estremità. Malattie come rare malformazioni cranio-facciali o neoplasie ossee possono essere analizzate con precisione grazie a questa tecnica.

La risonanza magnetica (RM) è il metodo d'elezione per l'esame delle strutture dei tessuti molli, in particolare del cervello, del midollo spinale, dei muscoli e delle articolazioni. Fornisce immagini ad alta risoluzione delle strutture neuronali ed è quindi indispensabile per la diagnosi di malattie neurologiche rare. Ad esempio, nelle malattie neurodegenerative o infiammatorie come la malattia da accumulo lisosomiale o l'encefalopatia spongiforme felina, è possibile visualizzare un cambiamento patologico nel parenchima cerebrale. La diagnostica mediante risonanza magnetica è di fondamentale importanza anche nelle rare miopatie genetiche o nelle malattie neuromuscolari che coinvolgono i nervi e i muscoli periferici. Inoltre, la valutazione precisa delle strutture dei tessuti molli intra-addominali, in particolare nei casi di sospette malattie rare epatiche, pancreatiche o renali. Poiché questa procedura non utilizza radiazioni ionizzanti, è particolarmente vantaggiosa per esami ripetuti o in animali giovani. Grazie all'elevata risoluzione e alla possibilità di potenziamento del contrasto, la risonanza magnetica può anche svolgere un ruolo decisivo nell'individuazione di rare entità tumorali o anomalie vascolari.

L'ecografia è un'altra importante tecnica di imaging che svolge un ruolo fondamentale nell'esame degli organi dei tessuti molli in particolare. È particolarmente indicata per la valutazione di fegato, reni, milza, pancreas, intestino e vescica urinaria e consente di rilevare anomalie strutturali, infiammazioni o alterazioni tumorali. A differenza di TC e RM, l'ecografia offre il vantaggio di poter essere eseguita in tempo reale, il che consente di valutare dinamicamente i movimenti degli organi, la vascolarizzazione e l'accumulo di liquidi. Ciò è particolarmente prezioso per le malattie endocrinologiche o metaboliche rare che sono associate a un'alterazione della struttura dell'organo o del flusso sanguigno. L'ecografia è anche un metodo essenziale per la diagnosi di rare malattie renali ereditarie, come la malattia policistica del rene. Inoltre, la procedura può essere utilizzata come supporto per il prelievo di campioni mirati, ad esempio mediante aspirazione con ago sottile o biopsia, al fine di consentire analisi istologiche o citologiche.

La scelta della procedura di imaging appropriata dipende in larga misura dal tipo di patologia sospetta, dalla struttura anatomica interessata e dalla necessità di una visualizzazione dettagliata dei tessuti. Mentre la radiografia è utilizzata in particolare per la diagnosi iniziale delle patologie ossee e toraciche, la TC offre una differenziazione più precisa delle strutture complesse e delle patologie tumorali. La risonanza magnetica è il metodo preferito per le patologie neurologiche e muscoloscheletriche, mentre gli ultrasuoni consentono un esame non invasivo e dinamico degli organi dei tessuti molli. In molti casi, sarà necessaria una combinazione di questi metodi per consentire una diagnosi precisa e il riconoscimento precoce di malattie feline rare.

2.3 Diagnostica di laboratorio (emocromo, biochimica, analisi ormonali)

La diagnostica di laboratorio svolge un ruolo centrale nell'individuazione e nella differenziazione delle malattie feline rare, in quanto offre un modo non invasivo di analizzare i processi biologici a livello molecolare e cellulare.

L'analisi dei campioni di sangue consente di individuare precocemente le alterazioni fisiopatologiche, di comprendere meglio i meccanismi della malattia e di identificare biomarcatori specifici. In particolare, l'analisi dell'emocromo, dei parametri biochimici e dei livelli ormonali consente di differenziare le malattie rare dalle diagnosi differenziali più comuni e di avviare ulteriori indagini mirate.

L'analisi dell'emocromo fornisce informazioni preziose sulla composizione e sulla funzione delle cellule del sangue. L'analisi quantitativa e qualitativa di eritrociti, leucociti e trombociti consente di trarre conclusioni su malattie ematologiche, immunologiche o infettive. Un'anormale conta degli eritrociti può, ad esempio, indicare rare anemie ereditarie o malattie del midollo osseo, mentre le alterazioni dei leucociti possono indicare processi immunomediati o infiammatori. Anche le rare malattie mieloproliferative, in cui vi è un'eccessiva produzione di alcune cellule del sangue, possono essere rilevate da un'analisi ematologica dettagliata. La morfologia degli eritrociti al microscopio può rivelare disturbi genetici come difetti enzimatici o membranopatie che causano anemia emolitica. Inoltre, la conta e la funzione delle piastrine possono fornire indicazioni sui disturbi della coagulazione che si verificano nelle coagulopatie rare.

L'analisi biochimica del sangue consente di valutare le funzioni degli organi, in particolare di fegato, reni, pancreas e tessuto muscolare. La misurazione di enzimi, proteine, elettroliti e metaboliti aiuta a identificare rare malattie metaboliche o genetiche. Enzimi epatici elevati come ALT, AST o ALP possono indicare malattie epatiche rare, tra cui le malattie da accumulo congenite o l'epatite autoimmune. La determinazione dei valori renali, come la creatinina e l'urea, è essenziale per individuare malattie renali rare come le nefropatie ereditarie o l'amiloidosi. L'analisi degli enzimi muscolari, come la CK o la LDH, può anche fornire informazioni su rare malattie miopatiche associate a un'anomalia della funzione muscolare. Le alterazioni degli elettroliti, in particolare di calcio, fosfato o potassio, possono indicare sindromi endocrine o paraneoplastiche causate da malattie tumorali rare o da disordini genetici.

L'analisi ormonale è un'altra componente essenziale della diagnostica di laboratorio per le malattie rare dei felini, poiché molti disturbi endocrini sono associati a sintomi clinici aspecifici. La determinazione degli ormoni tiroidei, come T4 e TSH, è fondamentale per la diagnosi di un raro ipotiroidismo, che si verifica solo raramente nei gatti a differenza dei cani, ma può essere associato a gravi alterazioni metaboliche. Anche l'analisi degli ormoni surrenali, come il cortisolo e l'aldosterone, svolge un ruolo importante, soprattutto in caso di disturbi rari come l'ipoadrenocorticismo, che è associato a debolezza cronica, disturbi elettrolitici e sintomi gastrointestinali. Inoltre, la misurazione dell'insulina consente di identificare malattie rare del pancreas come l'insulinoma, che può portare a una sovrapproduzione di insulina e quindi a crisi ipoglicemiche. Rare forme di diabete genetico o autoimmune-mediato possono essere individuate anche da specifici test ormonali.

Oltre alla diagnostica di laboratorio standard, è possibile effettuare test specializzati per chiarire ulteriormente le malattie rare. Questi includono analisi genetiche molecolari per identificare mutazioni specifiche, test immunologici per indagare i processi autoimmuni e l'elettroforesi delle proteine per differenziare le disproteinemie rare. In alcuni casi, può essere necessaria una biopsia o un esame citologico delle cellule del sangue per diagnosticare in modo affidabile le malattie ematologiche o neoplastiche rare.

La combinazione di emocromo, analisi biochimiche e determinazione degli ormoni costituisce una base essenziale per la diagnosi delle malattie rare dei felini. Poiché molte di queste malattie esordiscono con sintomi clinici aspecifici, la diagnostica di laboratorio consente di individuare precocemente le alterazioni fisiopatologiche e di restringere in modo mirato le possibili cause della malattia. Il continuo sviluppo di procedure diagnostiche, compresi nuovi biomarcatori e metodi di analisi genetica, contribuisce a migliorare ulteriormente l'identificazione e il trattamento delle malattie rare e a ottimizzare la prognosi degli animali affetti nel lungo periodo.

2.4 Test genetici e loro applicazione

Negli ultimi anni la diagnostica genetica ha assunto un'importanza crescente in medicina veterinaria, in particolare per la diagnosi precoce e la prevenzione delle malattie ereditarie nei gatti.

Poiché molte malattie rare hanno una causa genetica, i test genetici consentono di identificare precocemente le mutazioni associate a determinate malattie. Ciò è particolarmente importante per i gatti di razza, poiché alcuni tratti genetici vengono trasmessi attraverso una selezione mirata, che aumenta il rischio di malattie ereditarie in alcune popolazioni.

I test genetici si basano sull'analisi del materiale genetico presente in ogni cellula del corpo e che contiene tutte le informazioni genetiche di un individuo. I metodi di genetica molecolare possono essere utilizzati per individuare specifiche mutazioni genetiche responsabili di alcune malattie ereditarie. In particolare, la reazione a catena della polimerasi (PCR) e il sequenziamento del DNA sono metodi essenziali per identificare le alterazioni dei singoli geni che causano malattie. Queste tecniche consentono di ricercare in modo specifico le mutazioni note che sono già state associate a una particolare malattia o di scoprire nuove variazioni genetiche che hanno una potenziale rilevanza patologica.

Un'importante area di applicazione dei test genetici è l'identificazione dei portatori di malattie ereditate in modo recessivo. Molte malattie genetiche sono ereditate in modo autosomico recessivo, il che significa che un gatto si ammala solo se eredita il gene mutato da entrambi i genitori. Gli animali eterozigoti, che hanno solo una copia del gene difettoso, non mostrano sintomi clinici, ma possono trasmettere la mutazione alla loro prole. I test genetici possono identificare questi portatori in una fase precoce, in modo da poter prendere decisioni mirate sull'allevamento per prevenire la trasmissione della malattia. Ciò è particolarmente importante per gli allevatori, poiché l'accoppiamento selettivo può ridurre la prevalenza di alcune malattie genetiche nella popolazione.

Un altro aspetto importante della diagnostica genetica è la diagnosi precoce delle malattie ereditarie. Molte malattie genetiche si manifestano solo più tardi nella vita e i sintomi iniziali sono spesso aspecifici o possono essere confusi con altre malattie. I test genetici possono essere utilizzati per identificare gli animali a rischio anche prima della comparsa dei sintomi clinici, in modo da poter adottare tempestivamente misure preventive o avviare programmi di monitoraggio specifici. Un esempio è la cardiomiopatia ipertrofica (HCM), una malattia cardiaca genetica particolarmente diffusa nei gatti Maine-Coon e Ragdoll. Un test genetico può rilevare la presenza di mutazioni specifiche nel gene della proteina C che lega la miosina, consentendo un monitoraggio mirato e misure terapeutiche precoci.

La diagnostica genetica può anche fornire informazioni preziose sul rischio individuale di un animale nel caso di malattie poligeniche complesse causate dall'interazione di diversi fattori genetici. Mentre le malattie monogenetiche sono solitamente causate da una singola mutazione in un gene, nelle malattie poligeniche giocano un ruolo diverse variazioni genetiche che, in combinazione con i fattori ambientali, contribuiscono allo sviluppo della malattia. I progressi nella ricerca sul genoma e nelle analisi bioinformatiche consentono di creare profili di rischio genetico per alcune malattie, permettendo di sviluppare strategie di prevenzione e trattamento personalizzate a lungo termine.

Oltre alla diagnosi precoce delle malattie genetiche, la diagnostica genetica svolge un ruolo importante nella ricerca di nuovi meccanismi patologici. Analizzando il materiale genetico degli animali affetti, è possibile identificare nuove mutazioni rilevanti per la malattia e studiarne gli effetti sul metabolismo cellulare, sulla funzione delle proteine o sullo sviluppo degli organi. Queste scoperte contribuiscono a una migliore comprensione delle basi genetiche delle malattie rare dei gatti e, a lungo termine, allo sviluppo di nuovi approcci diagnostici e terapeutici.

Il continuo sviluppo della diagnostica genetica apre nuove possibilità per la diagnosi precoce, la prevenzione e la terapia mirata delle malattie ereditarie. In particolare, l'integrazione di nuove tecnologie di sequenziamento ad alto rendimento e di analisi bioinformatiche sta aiutando a identificare con maggiore precisione i fattori di rischio genetici e a comprendere più a fondo le cause molecolari delle malattie rare. Questi progressi sono di notevole importanza non solo per la cura della salute dei singoli animali, ma anche per il miglioramento a lungo termine della salute genetica di intere popolazioni di gatti.

2.5 Istopatologia e biopsie

L'istopatologia e la biopsia svolgono un ruolo cruciale nella diagnosi delle malattie feline rare, in quanto consentono l'esame diretto del tessuto colpito. Sebbene molte procedure diagnostiche, come le tecniche di imaging o gli esami di laboratorio, forniscano preziosi indizi di una malattia, spesso non sono sufficienti per formulare una diagnosi definitiva. I campioni di tessuto sono particolarmente indispensabili quando si tratta di determinare l'esatta natura di un'alterazione patologica, di identificare la causa di una malattia non chiara o di distinguere tra varie diagnosi differenziali.

Il prelievo di una biopsia consente di analizzare al microscopio le strutture cellulari, la composizione dei tessuti e i cambiamenti patologici che non possono essere rilevati con altri metodi diagnostici. Ciò è particolarmente importante per le malattie rare, caratterizzate da una progressione complessa o insidiosa. Un campione di tessuto può fornir informazioni cruciali sull'origine e la patogenesi di una malattia visualizzando la morfologia cellulare, i processi infiammatori, la fibrosi, le alterazioni necrotiche o le strutture tumorali. Soprattutto nel caso delle neoplasie, la biopsia è spesso l'unico modo per differenziare con precisione tra tumori benigni e maligni, il che è essenziale per la prognosi e la pianificazione del trattamento.

La scelta della procedura bioptica dipende dalla localizzazione della lesione sospetta e dalla patologia sospettata. Nella pratica vengono utilizzate diverse tecniche, tra cui l'aspirazione con ago sottile, le biopsie con punch o l'escissione chirurgica. L'aspirazione con ago sottile è spesso utilizzata per esaminare lesioni ricche di cellule, come ingrossamenti linfonodali o masse sottocutanee. Questo metodo è minimamente invasivo e può essere eseguito sotto guida ecografica, ma spesso fornisce solo informazioni citologiche, poiché la struttura architettonica del tessuto non viene conservata. Le biopsie con puntura, invece, offrono una migliore valutazione dell'architettura del tessuto e sono spesso utilizzate per lesioni epatiche, renali o cutanee. Nei casi in cui è necessaria la rimozione completa dell'alterazione patologica, si esegue una biopsia chirurgica escissionale, che consente un'analisi istopatologica completa.

I campioni di tessuto prelevati vengono esaminati con diverse tecniche di colorazione istopatologica che rendono visibili specifiche strutture cellulari e processi patologici. La colorazione standard con ematossilina-eosina consente di valutare in generale l'architettura cellulare, la morfologia nucleare e le reazioni infiammatorie, mentre colorazioni speciali come la PAS o la tricromia di Masson vengono utilizzate per individuare alterazioni specifiche del tessuto, come depositi di glicogeno o fibrosi. I test immunoistochimici sono particolarmente preziosi per identificare specifici marcatori cellulari che possono aiutare a differenziare i tipi di tumore o le malattie infiammatorie. Nella diagnostica moderna, i metodi di patologia molecolare, come l'ibridazione in situ o le tecniche di PCR, sono utilizzati anche per individuare le cause genetiche o infettive di malattie rare.

L'istopatologia è particolarmente importante nel caso di malattie sistemiche, in quanto può aiutare a riconoscere un coinvolgimento d'organo complesso che non è adeguatamente rappresentato nei valori di laboratorio o nelle procedure di imaging. Ad esempio, le rare malattie autoimmuni-mediate, i processi infiammatori cronici o le patologie vascolari possono spesso essere diagnosticati chiaramente solo attraverso un'analisi dettagliata dei tessuti. Anche le malattie metaboliche e da accumulo lisosomiale possono essere diagnosticate attraverso l'individuazione istologica di specifiche alterazioni cellulari e depositi che non possono essere rilevati con i test convenzionali.

La necessità di una biopsia nasce spesso dal fatto che molte malattie feline rare presentano sintomi clinici simili e non possono essere chiaramente differenziate senza un'analisi diretta dei tessuti. Poiché la prognosi e la terapia dipendono in larga misura dalla diagnosi esatta, l'esame istopatologico è spesso il passo decisivo per iniziare un trattamento adeguato. I progressi della patologia, in particolare grazie al miglioramento delle tecniche di colorazione, alla diagnostica molecolare e all'analisi digitale delle immagini, hanno ulteriormente aumentato l'accuratezza e il valore informativo degli esami istopatologici, contribuendo a un'individuazione più precoce e precisa delle malattie feline rare.

2.6   Diagnosi differenziali per le malattie rare

La diagnosi differenziale svolge un ruolo cruciale nell'identificazione delle malattie rare dei felini, poiché molte di queste patologie esordiscono con sintomi aspecifici o inizialmente innocui. La sfida consiste nel distinguere le malattie rare da quelle più comuni che presentano manifestazioni cliniche simili. Una diagnosi differenziale precisa è essenziale per evitare diagnosi errate o tardive e per avviare una terapia mirata.

La diagnosi differenziale è il processo di delineazione sistematica delle varie cause possibili per i sintomi di un paziente al fine di trovare la diagnosi più probabile. Aiuta a riconoscere malattie rare o insolite e a evitare confusioni con malattie più comuni.

La base di un'attenta diagnosi differenziale è un'anamnesi completa che tenga conto non solo dell'attuale stato di salute, ma anche della storia clinica del paziente, delle sue disposizioni genetiche e dei fattori ambientali. Soprattutto nel caso delle malattie rare, la registrazione sistematica di tutti i sintomi osservati può aiutare a riconoscere modelli specifici che indicano una patologia insolita. Poiché molte malattie rare mostrano solo sintomi lievi o generalizzati all'inizio, questi devono essere confrontati con malattie più comuni per escludere gradualmente le diagnosi differenziali.

L'esame clinico svolge un ruolo centrale nella differenziazione delle malattie rare. Ad esempio, sintomi neurologici come atassia o tremori muscolari possono manifestarsi in diverse malattie, tra cui epilessia idiopatica, infezioni del sistema nervoso centrale, reazioni tossiche o malattie neurodegenerative ereditarie. Per distinguere una rara malattia da accumulo lisosomiale da un'encefalite infettiva, sono necessarie ulteriori indagini, che possono includere procedure di imaging, analisi del liquido cerebrospinale o test genetici.

Un altro esempio della difficoltà della diagnosi differenziale è la differenziazione di rare malattie metaboliche o endocrine da malattie interne più comuni. Sintomi come debolezza cronica, perdita di peso o alterazioni dell'appetito possono essere causati da malattie diffuse come l'insufficienza renale, il diabete mellito o l'ipertiroidismo, ma anche da rari disturbi ormonali come l'ipoadrenocorticismo o difetti metabolici geneticamente determinati. Una differenziazione precisa richiede un esame diagnostico di laboratorio mirato, che comprenda profili ormonali specifici o test funzionali.

Anche le malattie infiammatorie e autoimmuni-mediate rappresentano una sfida diagnostica, in quanto nelle fasi iniziali possono presentare sintomi sistemici aspecifici come febbre, affaticamento o disturbi gastrointestinali intermittenti. Mentre vengono prese in considerazione malattie infettive comuni come la FIP (Peritonite Infettiva Felina) o la sepsi batterica, nella diagnosi differenziale devono essere considerate anche malattie immunologiche rare come il Lupus Eritematoso Sistemico o la poliartrite autoimmune mediata. La ricerca di autoanticorpi specifici o le analisi immunoistologiche dei campioni di tessuto possono contribuire in modo decisivo alla diagnosi.

La distinzione tra malattie rare e comuni richiede una combinazione di esami clinici, di laboratorio e di imaging per riconoscere i modelli tipici ed evitare diagnosi errate. Poiché molte malattie rare possono essere confuse con malattie comuni in una fase iniziale, è essenziale un chiarimento sistematico e graduale. I progressi nella diagnostica medica, in particolare nella genetica, nell'immunologia e nella patologia molecolare, hanno migliorato significativamente le possibilità di differenziare e riconoscere precocemente le malattie rare e stanno contribuendo ad aumentare la certezza diagnostica.

3. Malattie genetiche ed ereditarie

3.1   Malattie da accumulo lisosomiale

Le malattie da accumulo lisosomiale sono un gruppo di rare patologie metaboliche genetiche causate da difetti negli enzimi lisosomiali o nelle proteine di trasporto. Queste malattie portano all'accumulo di sostanze indigeribili nei lisosomi, gli organelli cellulari responsabili della degradazione e del riciclo delle macromolecole. Poiché il sistema nervoso è particolarmente sensibile a queste disfunzioni metaboliche, molte di queste malattie si manifestano principalmente con sintomi neurologici che sono progressivi e hanno un grave impatto sulle funzioni motorie e cognitive dei gatti colpiti.

La patogenesi di queste malattie si basa su una carenza enzimatica o su un'alterata funzione lisosomiale, a causa della quale alcuni substrati non possono essere scomposti in modo efficace. Ciò porta a un progressivo accumulo di queste sostanze nei neuroni, nelle cellule gliali e in altri tessuti. Nel sistema nervoso ciò provoca danni alle cellule, apoptosi e infine degenerazione delle strutture neuronali, con sintomi quali disturbi della coordinazione, tremori muscolari, convulsioni o alterazioni del comportamento. A seconda dell'enzima colpito e del tipo di materiale immagazzinato, si distinguono diverse forme di malattia, tra cui le gangliosidosi, le mucopolisaccaridosi o le sfingolipidosi, ognuna delle quali ha un decorso clinico diverso.

Le gangliosidosi sono caratterizzate dal deposito patologico di gangliosidi nelle cellule nervose. Queste sostanze appartengono ai glicolipidi e svolgono un ruolo importante nella membrana cellulare dei neuroni. La mancanza di specifiche idrolasi lisosomiali, come la β-esosaminidasi o la β-galattosidasi, fa sì che i gangliosidi non vengano scissi e si accumulino nelle cellule nervose. Questo porta a una malattia neurodegenerativa progressiva caratterizzata da atassia, ipotonia muscolare, disturbi visivi e infine disfunzioni cognitive. Alcune razze di gatti, come i siamesi e i korat, in cui questa malattia è ereditata in modo autosomico recessivo, sono particolarmente colpite.

Le mucopolisaccaridosi sono causate da difetti negli enzimi responsabili della degradazione dei glicosaminoglicani. Queste complesse strutture di zucchero sono componenti essenziali della matrice extracellulare e del tessuto connettivo. L'errata scomposizione e l'accumulo di queste sostanze portano a deficit neurologici, nonché a deformità scheletriche, rigidità articolare e ingrossamento degli organi. I gatti affetti da mucopolisaccaridosi di tipo VI o VII presentano spesso un aspetto caratteristico, con cranio facciale accorciato, annebbiamento corneale e difficoltà motorie. A causa della natura sistemica di questa malattia, oltre al sistema nervoso possono essere colpiti anche il cuore, il fegato e la milza, il che rende ancora più difficile la diagnosi e il trattamento.

Le sfingolipidosi comprendono malattie come la malattia di Niemann-Pick o la malattia di Krabbe, caratterizzate da un accumulo anomalo di sfingolipidi. Queste sostanze sono componenti essenziali delle guaine mieliniche che circondano le fibre nervose e consentono una rapida trasmissione dei segnali. L'alterata degradazione degli sfingolipidi porta a una progressiva demielinizzazione, con conseguenti sintomi neurologici come contrazioni muscolari, spasticità e disturbi sensoriali. Questi disturbi sono rari nei gatti, ma alcune mutazioni genetiche sono state identificate in singole razze, indicando una componente ereditaria.

La diagnosi delle malattie da accumulo lisosomiale richiede una combinazione di esami clinici, tecniche di imaging, test diagnostici di laboratorio e analisi genetiche. Poiché molte di queste malattie presentano sintomi neurologici simili, come infezioni, malattie tossiche o malformazioni strutturali, è essenziale un'attenta diagnosi differenziale. I test genetici molecolari consentono di individuare direttamente le mutazioni che causano la malattia, mentre le misurazioni dell'attività enzimatica possono determinare la funzione degli enzimi lisosomiali in campioni di sangue o di tessuto. Le tecniche di imaging, come la risonanza magnetica, possono visualizzare i cambiamenti caratteristici del cervello, tra cui l'atrofia o le intensità anomale del segnale.

Gli approcci terapeutici per le malattie da accumulo lisosomiale sono stati finora limitati, poiché si tratta di malattie progressive e solitamente irreversibili. In medicina umana sono stati sviluppati approcci come la terapia enzimatica sostitutiva o la terapia genica, ma queste procedure non sono ancora ampiamente disponibili in medicina veterinaria. Le strategie di trattamento sintomatico si concentrano sul miglioramento della qualità di vita dei gatti affetti e sulla gestione dei deficit neurologici. Queste includono misure fisioterapiche, alimentazione di supporto e farmaci mirati per controllare le crisi o la spasticità.

Negli ultimi anni la ricerca sulle malattie da accumulo lisosomiale ha assunto un'importanza considerevole, poiché molte di queste patologie fungono da modello per le analoghe malattie da accumulo umane. Studiando i meccanismi genetici, sviluppando nuovi approcci terapeutici e migliorando le possibilità diagnostiche, si spera che in futuro gli animali affetti possano essere riconosciuti prima e trattati in modo più specifico.

3.2 Sindrome di Chediak-Higashi

La sindrome di Chediak-Higashi è una rara malattia genetica del sistema immunitario caratterizzata da un'alterata funzione dei lisosomi in vari tipi di cellule, in particolare nelle cellule immunitarie. La malattia è ereditata in modo autosomico recessivo e colpisce i gatti e altre specie, tra cui gli esseri umani e alcune razze di cani. La mutazione di base colpisce il **gene** regolatore del traffico lisosomiale (**LYST**), necessario per la corretta formazione e distribuzione dei lisosomi e di altri organelli intracellulari. Un difetto in questo gene porta a una fusione anomala e a un eccessivo ingrossamento dei lisosomi, che compromette in modo significativo la funzione cellulare.

Gli effetti di questa disfunzione sono particolarmente gravi nel sistema immunitario, in quanto neutrofili, macrofagi e altri fagociti non possono svolgere efficacemente la loro normale funzione di difesa contro gli agenti patogeni. I neutrofili sono essenziali per l'assorbimento e la digestione dei microrganismi attraverso la fagocitosi, ma nella sindrome di Chediak-Higashi i lisosomi all'interno di queste cellule sono notevolmente ingranditi, il che ostacola la loro fusione con i fagosomi e quindi l'eliminazione efficiente degli agenti patogeni. Questo disturbo comporta una maggiore suscettibilità alle infezioni, in particolare a quelle batteriche e virali, poiché il sistema immunitario non è in grado di eliminare efficacemente gli agenti patogeni.

Oltre all'effetto immunosoppressivo, la malattia può causare ulteriori effetti sistemici. I gatti affetti mostrano spesso sintomi di albinismo oculocutaneo parziale, che si manifestano con una pigmentazione del mantello assottigliata e occhi chiari. Questo disturbo della pigmentazione deriva anche dal funzionamento difettoso delle strutture lisosomiali, poiché i melanociti, responsabili della produzione di pigmento, contengono melanosomi di grandi dimensioni che non possono essere trasportati correttamente nelle cellule del pelo e della pelle. Gli occhi possono essere più sensibili alla luce e in alcuni casi si verificano disturbi visivi.

Inoltre, può verificarsi una tendenza al sanguinamento, poiché anche le piastrine, che svolgono un ruolo essenziale nell'emostasi, sono colpite dalla disfunzione lisosomiale. I granuli piastrinici ingrossati e disfunzionali determinano una ridotta capacità di aggregazione delle piastrine, che aumenta il rischio di emorragie spontanee o di tempi di sanguinamento prolungati dopo le lesioni. Questo può manifestarsi clinicamente con una maggiore formazione di ematomi, epistassi o sanguinamento delle mucose.

La sindrome di Chediak-Higashi viene diagnosticata mediante una combinazione di esame clinico, analisi citologica delle cellule del sangue e diagnostica genetica molecolare. Gli strisci di sangue mostrano i caratteristici lisosomi granulari molto ingranditi all'interno dei granulociti neutrofili, che sono considerati una caratteristica diagnostica della malattia. L'analisi genetica può confermare la presenza di una mutazione nel **gene LYST**, che consente di formulare una diagnosi definitiva.

Trattandosi di una malattia genetica, attualmente non esiste una terapia causale. Il trattamento si concentra sul supporto sintomatico del sistema immunitario evitando le infezioni, sulla terapia antibiotica mirata per le infezioni batteriche e, se necessario, sul supporto della coagulazione del sangue mediante misure emostatiche. A causa dell'aumentata suscettibilità alle infezioni, i gatti affetti devono essere tenuti in un ambiente con il minor numero possibile di germi per ridurre al minimo l'esposizione a potenziali agenti patogeni. Nei casi più gravi, può verificarsi una crisi immunosoppressiva che richiede cure mediche intensive.

La ricerca sui possibili approcci terapeutici è ancora limitata, ma approcci come la terapia genica o l'immunomodulazione mirata potrebbero aprire nuove possibilità per gli animali affetti in futuro. La prevenzione della trasmissione della mutazione attraverso test genetici mirati e misure di allevamento selettivo è attualmente la strategia più efficace per prevenire l'insorgere della malattia.

3.3   Isoeritrolisi neonatale (incompatibilità di gruppo sanguigno)

L'isoeritrolisi neonatale è una condizione rara ma potenzialmente fatale nei gattini appena nati, causata dall'incompatibilità del gruppo sanguigno tra madre e prole. Questa emolisi immunologicamente indotta si verifica quando i gattini con un gruppo sanguigno incompatibile ingeriscono il colostro che contiene anticorpi materni contro i loro stessi eritrociti. I gatti di razza sono particolarmente colpiti, poiché in alcune popolazioni vi è un'alta prevalenza di combinazioni di gruppi sanguigni incompatibili.

La malattia è causata dal sistema del gruppo sanguigno AB felino, che differisce da quello dell'uomo e di altri animali. I gatti hanno tre gruppi sanguigni principali: A, B e AB, con il gruppo A che viene ereditato in modo dominante rispetto al gruppo B. Nella popolazione generale dei gatti, il gruppo sanguigno A è il più comune, mentre il gruppo sanguigno B è più comune in alcune razze come il British Shorthair, il Devon Rex o il Ragdoll. I gatti con gruppo sanguigno B hanno anticorpi naturali ad alta affinità contro il gruppo sanguigno A che sono già presenti alla nascita, mentre i gatti con gruppo sanguigno A sviluppano solo anticorpi deboli o nulli contro il gruppo sanguigno B. I gattini con gruppo sanguigno A o AB nati da una madre con gruppo sanguigno B assorbono gli anticorpi materni anti-A con il primo colostro, che entrano nel flusso sanguigno e distruggono gli eritrociti dei gattini.

Il meccanismo dell'isoeritrolisi neonatale si basa su una reazione antigene-anticorpo che porta all'agglutinazione e alla successiva emolisi intravascolare o extravascolare. Ciò causa anemia acuta, emoglobinuria e distruzione massiva dei globuli rossi. Nelle prime ore o giorni dopo la nascita, i gattini colpiti possono inizialmente apparire normali, ma sviluppano rapidamente sintomi quali letargia, debolezza, mucose pallide o itteriche e urine di colore scuro o rossastro. Nei casi più gravi, la massiccia deplezione di eritrociti porta a sintomi di shock, insufficienza multipla degli organi e un alto tasso di mortalità.

Un altro elemento caratteristico della malattia è il danno necrotico alla punta della coda, causato dalla microtrombosi conseguente alla distruzione degli eritrociti mediata dagli anticorpi. Questa necrosi si verifica di solito dopo alcuni giorni e può essere l'unica manifestazione clinica della malattia nei casi lievi. Nei casi gravi, tuttavia, l'anemia porta rapidamente a una situazione di pericolo di vita, soprattutto se l'apporto di ossigeno agli organi vitali non è più garantito.

La diagnosi di isoeritrolisi neonatale si basa su una combinazione di segni clinici, sulla tipizzazione del sangue della madre e del cucciolo colpito e su prove di laboratorio di emolisi. L'esame microscopico degli strisci di sangue può mostrare sferocitosi, corpi di Heinz o frammentociti, che indicano un'emolisi immuno-mediata. La conferma dell'incompatibilità dei gruppi sanguigni può essere data da test sierologici, tra cui l'agglutinazione diretta o indiretta.

Trattandosi di una malattia immunologica, non esiste una terapia causale. Il trattamento si concentra su misure di supporto per garantire l'apporto di ossigeno agli organi e ridurre al minimo le complicazioni. Nei casi più gravi può essere necessaria una trasfusione di sangue, ma è necessario un attento cross-matching per prevenire ulteriori reazioni immunitarie. La fluidoterapia e la somministrazione di ossigeno possono contribuire a mitigare gli effetti dell'anemia. I gattini che presentano sintomi più lievi possono essere stabilizzati con una separazione precoce dalla madre e un'alimentazione alternativa con latte sostitutivo privo di colostro.

La misura preventiva più importante consiste nell'evitare accoppiamenti incompatibili, determinando in anticipo i gruppi sanguigni dei genitori. Se una gatta con gruppo sanguigno B è incinta e il padre ha gruppo sanguigno A, i gattini appena nati con gruppo sanguigno A o AB devono essere separati dalla madre per le prime 24-

48 ore dopo la nascita e alimentati con latte artificiale di allevamento per evitare l'assorbimento degli anticorpi materni. Questa semplice ma efficace misura può ridurre significativamente l'incidenza di questa malattia mortale.

L'isoeritrolisi neonatale rimane una malattia rara ma grave, particolarmente rilevante nelle popolazioni di gatti di razza con un'alta percentuale di animali di gruppo sanguigno B. Il continuo sviluppo di test genetici e sierologici offre nuove possibilità per l'individuazione precoce e la prevenzione di questa malattia, in modo da proteggere tempestivamente i gattini affetti e ridurre il tasso di mortalità.

3.4 Lupus eritematoso sistemico felino

Il lupus eritematoso sistemico felino (LES) è una rara ma grave malattia autoimmune che può colpire diversi sistemi di organi. La malattia è causata da una disregolazione del sistema immunitario in cui le strutture dell'organismo vengono erroneamente riconosciute come estranee e attaccate da una risposta immunitaria eccessiva. I meccanismi fisiopatologici sono complessi e comprendono un'alterata regolazione immunitaria, la produzione di autoanticorpi e processi infiammatori che portano a danni tissutali in vari organi.

La causa esatta del LES felino non è del tutto nota, ma si ritiene che la predisposizione genetica sia un fattore importante. Fattori ambientali, infezioni o influenze ormonali potrebbero svolgere un ruolo nello sviluppo o nell'innesco della malattia. Il decorso della malattia è spesso insidioso e multiforme, il che rende difficile la diagnosi. Poiché il LES può colpire numerosi sistemi di organi, le manifestazioni cliniche sono estremamente variabili e i sintomi possono cambiare nel corso della malattia.

Un'area frequentemente colpita è la pelle, dove possono manifestarsi sintomi dermatologici come eritema, alopecia e lesioni ulcerative. Particolarmente caratteristiche sono le alterazioni sul naso, sulle orecchie o sulle zampe, che sono causate dall'infiammazione immunomediata e dalla distruzione delle strutture cutanee. Le infezioni batteriche secondarie possono complicare ulteriormente queste lesioni cutanee. Oltre alle manifestazioni cutanee, sono possibili anche lesioni delle mucose, che possono manifestarsi come stomatiti o ulcere nella zona orale.

I reni sono un altro organo frequentemente colpito, poiché i processi autoimmuni possono attaccare le strutture glomerulari e causare la glomerulonefrite. La progressiva distruzione della barriera di filtrazione glomerulare porta a proteinuria, edema e, nei casi avanzati, a insufficienza renale cronica. La proteinuria può essere rilevata con l'esame delle urine, in particolare con il quoziente proteina-creatinina per valutarne la gravità.

L'interessamento articolare è caratterizzato da poliartrite immuno-mediata, accompagnata da zoppia, dolore e riduzione della mobilità. I processi infiammatori nelle capsule articolari portano a versamento, gonfiore e riduzione della funzionalità. I sintomi possono manifestarsi in episodi o persistere cronicamente, il che rende difficile la differenziazione da altre cause di dolore articolare.

Poiché il lupus eritematoso sistemico può colpire numerosi organi, sono possibili anche altre manifestazioni cliniche. Tra queste, l'anemia e la trombocitopenia, causate da autoanticorpi contro le cellule del sangue, che possono portare a una maggiore tendenza al sanguinamento. Sono stati documentati anche miosite, sintomi neurologici o coinvolgimento sieroso con pleurite o pericardite. La varietà dei sintomi e il decorso episodico rendono la diagnosi una sfida.

La diagnosi di LES felino si basa su una combinazione di esame clinico, esami di laboratorio e test immunologici specifici. Gli esami del sangue mostrano spesso anemia rigenerativa o non rigenerativa, leucocitosi o leucopenia e un aumento dei marcatori infiammatori. Il rilevamento degli autoanticorpi, in particolare degli anticorpi antinucleari (ANA), è un indicatore diagnostico fondamentale, anche se possono essere eseguiti anche test specifici per gli anticorpi anti-DNA o anti-SM. L'aspirazione articolare per analizzare il liquido sinoviale può rivelare infiltrati di cellule infiammatorie, mentre la biopsia renale può fornire prove istologiche di nefrite lupica.

La terapia del LES felino è complessa e mira a controllare l'eccessiva risposta immunitaria e ad alleviare i disturbi sintomatici. I farmaci immunosoppressori, come i glucocorticoidi, sono il pilastro della terapia e sono spesso utilizzati in combinazione con altri farmaci immunosoppressori come la ciclosporina o il micofenolato mofetile per ottenere un controllo a lungo termine della malattia. Misure di supporto come aggiustamenti dietetici per ridurre il carico sui reni, analgesici per il coinvolgimento articolare o terapie antibatteriche per le infezioni secondarie sono essenziali per la gestione della malattia.

Il decorso della malattia varia da individuo a individuo e dipende dalla gravità del coinvolgimento degli organi e dal controllo terapeutico dei processi immunitari. Una diagnosi precoce e una gestione mirata possono migliorare significativamente la qualità di vita dei gatti colpiti. La ricerca in corso sulla patogenesi e sul trattamento del LES felino sta contribuendo a ottimizzare ulteriormente la prognosi di questa rara ma grave malattia.

3.5 Miopatie e malattie muscolari ereditarie

Le miopatie ereditarie e le malattie muscolari sono un gruppo di patologie geneticamente determinate che colpiscono la struttura e la funzione dei muscoli e portano a disturbi progressivi del movimento. Queste malattie rare derivano da mutazioni in geni responsabili di proteine essenziali nel metabolismo muscolare, nell'organizzazione delle miofibrille o nella trasmissione del segnale neuromuscolare. La fisiopatologia varia a seconda della malattia, ma ciò che le accomuna è l'interruzione della forza muscolare, della contrazione muscolare o della capacità di rigenerazione del tessuto muscolare.

La manifestazione clinica delle miopatie genetiche varia a seconda del tipo di muscolo colpito, della velocità di progressione e del difetto genetico sottostante. Sintomi come debolezza muscolare, andatura scoordinata o ridotta capacità di recupero si manifestano spesso in età precoce. Alcune malattie provocano ipotonia generalizzata, per cui i gatti colpiti hanno difficoltà a muoversi o a saltare, mentre altre miopatie sono associate a rigidità muscolare, tremori o paralisi episodica. Nei casi più gravi, la progressiva degenerazione delle fibre muscolari può portare all'atrofia, che si accompagna a una significativa limitazione della mobilità e a una riduzione della massa muscolare.

Un noto esempio di miopatia ereditaria è l'atrofia muscolare spinale, una malattia degenerativa delle cellule nervose motorie del midollo spinale. Questa malattia porta a un'alterata trasmissione del segnale tra nervi e muscoli, con conseguente debolezza e atrofia muscolare, in particolare negli arti prossimali. Il decorso della malattia è spesso progressivo e porta a una crescente limitazione della mobilità. Una mutazione genetica nel **gene SMN1** è stata identificata come causa di questa malattia e i gatti affetti mostrano tipicamente un tono muscolare ridotto e problemi nell'arrampicarsi o nel saltare.

Un'altra malattia muscolare ereditaria è la distrofia muscolare felina, causata da mutazioni nel **gene della distrofina**. La distrofina è una proteina strutturale essenziale per la stabilità della membrana delle cellule muscolari. La mancanza o la disfunzione di questa proteina provoca un aumento della fragilità delle cellule muscolari e un danno muscolare progressivo. Clinicamente, i gatti colpiti mostrano una debolezza muscolare generalizzata, un'andatura insolitamente rigida e una ridotta resistenza. Con il progredire della malattia, possono verificarsi una crescente atrofia muscolare, contratture e deformità scheletriche, che compromettono gravemente la qualità della vita.

Un altro gruppo di miopatie genetiche comprende la miotonia, caratterizzata da un ritardo nel rilassamento muscolare dopo la contrazione. Queste malattie derivano spesso da mutazioni nei geni dei canali ionici, responsabili dell'eccitabilità elettrica delle fibre muscolari. I gatti affetti da miopatie miotoniche presentano una rigidità muscolare persistente, soprattutto dopo periodi di riposo, e difficoltà nei rapidi cambiamenti di movimento. Queste malattie muscolari non sono di solito pericolose per la vita, ma possono avere un impatto importante sui modelli di movimento e portare a limitazioni motorie.

La diagnosi delle miopatie ereditarie si basa su una combinazione di esame clinico, biopsia muscolare, elettromiografia e analisi genetiche. La biopsia muscolare può rilevare alterazioni istopatologiche come la degenerazione delle fibre, la necrosi delle cellule muscolari o la fibrosi, mentre l'elettromiografia può rivelare un'alterata eccitabilità neuromuscolare. I moderni metodi di analisi genetica consentono di identificare con precisione le mutazioni che causano la malattia e sono essenziali per confermare la miopatia ereditaria.

Trattandosi di malattie genetiche, non è ancora disponibile una terapia causale. Il trattamento si concentra su misure sintomatiche per sostenere la forza muscolare, ridurre la rigidità muscolare e prevenire le complicazioni secondarie. La fisioterapia può mantenere la mobilità, mentre per alleviare i sintomi miotonici si possono utilizzare approcci farmacologici come i miorilassanti o gli anticonvulsivanti. Nei casi più gravi, può essere necessaria una dieta di supporto e l'adattamento dell'ambiente per massimizzare la qualità di vita dei gatti affetti.

La ricerca genetica sulle malattie muscolari ereditarie ha fatto progressi negli ultimi anni, in particolare nell'identificazione di mutazioni specifiche e nello sviluppo di approcci terapeutici sperimentali. La terapia genica potrebbe rappresentare in futuro un'opzione promettente per alcune miopatie ereditarie, sostituendo i geni difettosi con copie funzionali. Fino ad allora, la diagnostica genetica rimane uno strumento fondamentale per la diagnosi precoce, la prevenzione attraverso strategie di allevamento mirate e una migliore valutazione della prognosi degli animali affetti.

4. Malattie infettive rare

4.1 Peritonite infettiva felina (forme atipiche)

La peritonite infettiva felina (FIP) è una malattia grave, spesso fatale, causata da una mutazione del coronavirus felino (FCoV) nell'organismo del gatto. Mentre la forma classica di FIP si divide in umida (essudativa) e secca (granulomatosa), esistono varianti rare e atipiche che rappresentano una sfida diagnostica e devono essere differenziate clinicamente da altre malattie. Queste forme rare spesso presentano sintomi atipici o colpiscono sistemi di organi insoliti, il che rende difficile il riconoscimento precoce e complessa la diagnosi differenziale.

Una forma rara di FIP è quella puramente neurologica, in cui viene colpito principalmente il sistema nervoso centrale. A differenza della FIP secca classica, in cui i focolai granulomatosi di infiammazione possono manifestarsi in vari organi, i gatti affetti da questa forma mostrano principalmente sintomi neurologici come atassia, convulsioni, inclinazione della testa o alterazioni comportamentali. Questa forma deriva dall'accumulo di infiltrati infiammatori nelle meningi o nel midollo spinale, che porta a una progressiva compromissione della funzione nervosa. Poiché questi sintomi possono svilupparsi gradualmente, la FIP neurologica viene spesso confusa con altre malattie neurodegenerative o infettive, come la toxoplasmosi o l'epilessia idiopatica. La diagnosi spesso richiede una combinazione di imaging con risonanza magnetica e analisi del liquor, che può mostrare alterazioni delle cellule infiammatorie e un aumento delle concentrazioni di proteine.

Un'altra variante rara della FIP è la forma oculare, che colpisce principalmente gli occhi. Questa forma si presenta spesso insieme alla FIP secca, ma in rari casi può manifestarsi in modo isolato senza che gli altri sistemi d'organo siano colpiti in modo riconoscibile. I gatti con FIP oculare presentano segni come uveite, opacità corneali, emorragie retiniche o anisocoria causata dall'infiammazione dell'iride e del corpo ciliare. Poiché le alterazioni oculari possono verificarsi anche in altre malattie, come infezioni sistemiche, glaucoma o processi neoplastici, è necessario un esame oftalmologico preciso. La puntura della camera anteriore dell'occhio può fornire prove dell'accumulo di proteine infiammatorie, mentre i test sierologici o le analisi PCR per la ricerca di FCoV nelle secrezioni oculari possono fornire una conferma diagnostica.

Rare forme di FIP possono anche colpire singoli sistemi di organi in modo isolato, senza che i tipici sintomi sistemici come febbre, anemia o letargia siano in primo piano. La forma focale epatica, ad esempio, si manifesta con un'infiammazione cronica del fegato, accompagnata da ittero, livelli elevati di enzimi epatici e disturbi digestivi. La forma renale si manifesta con una nefrite granulomatosa con proteinuria, aumento delle concentrazioni di urea e creatinina e, nelle fasi successive, sintomi di insufficienza renale cronica. Queste manifestazioni d'organo isolate rendono la diagnosi particolarmente difficile, poiché possono essere confuse con altre malattie infiammatorie o degenerative croniche.

Una forma estremamente rara e poco studiata di FIP è la variante cutanea, in cui le lesioni cutanee granulomatose appaiono come noduli o ulcere ruvide e non cicatrizzanti. Queste alterazioni sono probabilmente dovute a una reazione immunitaria locale scatenata dai macrofagi infetti presenti nella cute. Poiché le manifestazioni dermatologiche nella FIP sono insolite, questa forma viene spesso erroneamente interpretata come un'infezione cutanea batterica o micotica. Tuttavia, una biopsia delle aree cutanee colpite con successivo esame immunoistochimico può rilevare macrofagi FCoV-positivi e contribuire alla diagnosi.

La diagnosi di FIP atipica è una sfida particolare, poiché i classici test sierologici e biologici molecolari non sempre forniscono risultati chiari. Mentre la misurazione della glicoproteina α1-acido o il campione Rivalta possono essere utili nella forma umida, questi test sono spesso meno conclusivi nelle forme atipiche. In questi casi, per confermare la diagnosi è necessaria una combinazione mirata di diagnostica per immagini, analisi di laboratorio, biopsie e rilevamento PCR specifico degli organi colpiti.

Il trattamento della FIP è migliorato notevolmente negli ultimi anni con lo sviluppo di nuovi farmaci antivirali, ma ci sono pochi dati sull'efficacia di queste terapie nelle forme atipiche della malattia. Soprattutto nel caso di manifestazioni d'organo isolate o di coinvolgimento neurologico, sono necessari dosaggi più elevati e una durata più lunga della terapia per ottenere un effetto antivirale sufficiente. L'individuazione precoce di queste rare forme di FIP è fondamentale per iniziare tempestivamente un trattamento mirato e migliorare la prognosi dei gatti colpiti.

4.2 Istoplasmosi e altre infezioni fungine rare

L'istoplasmosi e altre infezioni fungine rare sono micosi opportunistiche o sistemiche causate da specie di funghi non comuni e si verificano nei gatti soprattutto in individui immunocompromessi o in regioni geografiche specifiche. Queste infezioni sono causate dall'inalazione o dall'inoculazione diretta di spore fungine presenti nel terreno o in materiali organici. Poiché molti di questi agenti patogeni prosperano principalmente in determinate condizioni climatiche, si verificano più frequentemente in regioni con un'elevata umidità o in aree con un'elevata esposizione a terreni contaminati. Le infezioni fungine possono manifestarsi localmente o a livello sistemico e spesso portano a decorsi cronici, difficili da diagnosticare, che possono essere confusi con altre malattie infettive o neoplastiche.

L'istoplasmosi è causata dal fungo dimorfico *Histoplasma capsulatum*, le cui spore vengono inalate attraverso l'aria e colonizzano i polmoni dopo l'infezione. I gatti con un sistema immunitario indebolito sono particolarmente suscettibili alla diffusione sistemica dell'agente patogeno, in cui i funghi possono entrare in vari organi attraverso il sangue e il sistema linfatico. La manifestazione clinica è molto variabile e può andare da lievi sintomi respiratori a una grave malattia generalizzata. La forma polmonare è caratterizzata da tosse cronica, dispnea e perdita di peso, mentre la forma disseminata può interessare più sistemi di organi ed è associata a febbre, anemia, epatosplenomegalia, linfoadenopatia e sintomi gastrointestinali come la diarrea. Può essere colpita anche la pelle, che si manifesta sotto forma di ulcere, lesioni granulomatose o noduli sottocutanei.

Oltre all'istoplasmosi, esistono altre rare infezioni fungine che possono manifestarsi nei gatti, tra cui la blastomicosi, la coccidioidomicosi e la criptococcosi. La blastomicosi è causata da *Blastomyces dermatitidis* e colpisce principalmente le vie respiratorie, ma può anche essere sistemica e coinvolgere la pelle, le ossa o il sistema nervoso centrale. La coccidioidomicosi, causata dal *Coccidioides immitis*, si verifica nelle regioni aride e desertiche e si manifesta con sintomi polmonari e sistemici che possono portare a gravi infiammazioni granulomatose negli organi e nelle articolazioni. La criptococcosi, causata da *Cryptococcus neoformans* o *Cryptococcus gattii*, ha una particolare affinità per il sistema nervoso e le vie respiratorie superiori e può causare deficit neurologici nonché polipi nasali o noduli sottocutanei.

La diagnosi di infezioni fungine rare richiede una combinazione di esami clinici, tecniche di imaging, colture microbiologiche e test biologici molecolari. L'esame citologico o istopatologico del tessuto colpito può fornire prove di strutture fungine tipiche, mentre i test sierologici o la rilevazione di antigeni possono aiutare a confermare la diagnosi. Le colture fungine sono affidabili dal punto di vista diagnostico, ma richiedono un periodo di incubazione più lungo, mentre i metodi di genetica molecolare come la PCR consentono una rapida identificazione. In molti casi, la differenziazione delle infezioni fungine da altre malattie granulomatose come la FIP o la neoplasia è possibile solo attraverso biopsie mirate e test di laboratorio specializzati.

Il trattamento di queste rare infezioni fungine si basa sulla somministrazione a lungo termine di antimicotici, che inibiscono la crescita dei funghi e mirano a controllare la diffusione sistemica. Gli antimicotici azolici, come l'itraconazolo o il fluconazolo, sono spesso la prima scelta in quanto hanno una buona biodisponibilità orale e sono meno tossici dell'amfotericina B, che può essere somministrata per via endovenosa nei casi più gravi. La durata del trattamento varia a seconda della gravità dell'infezione e può variare da alcuni mesi a un anno, poiché le infezioni fungine spesso rispondono lentamente alla terapia e l'interruzione precoce dei farmaci può portare a recidive. In alcuni casi possono essere necessarie misure di supporto come terapie antinfiammatorie o interventi chirurgici per rimuovere le lesioni granulomatose di grandi dimensioni.

La prognosi delle infezioni fungine rare dipende in larga misura dalla diagnosi precoce, dallo stato immunitario del gatto colpito e dalla risposta alla terapia. Mentre le infezioni localizzate sono facilmente curabili, le forme disseminate possono avere una prognosi grave, soprattutto se sono colpiti il sistema nervoso centrale o gli organi vitali. A causa della difficoltà di diagnosi e della necessità di una terapia prolungata, la diagnosi precoce è essenziale per migliorare le possibilità di guarigione e ridurre al minimo le complicazioni.

4.3   Bartonellosi

La bartonellosi, nota anche come malattia da graffio del gatto, è un'infezione causata da batteri del genere *Bartonella* che può colpire sia i gatti che gli esseri umani. Sebbene la maggior parte dei casi sia lieve o asintomatica, in rari casi possono verificarsi gravi infezioni sistemiche che possono essere pericolose per la vita. Queste forme gravi colpiscono soprattutto i gatti immunocompromessi o con infezioni aggiuntive, ma possono verificarsi anche in animali immunocompetenti.

La malattia è causata principalmente da *Bartonella henselae*, un batterio intracellulare che persiste nei globuli rossi e nelle cellule endoteliali. I gatti vengono solitamente infettati da *Ctenocephalides felis* attraverso il morso di pulci infette e i batteri possono entrare nell'organismo attraverso le feci delle pulci in piccole ferite o per ingestione orale. Mentre la maggior parte dei gatti sviluppa solo una batteriemia transitoria e non presenta sintomi clinici, i casi più gravi possono portare a un'infezione sistemica con coinvolgimento di più organi.

Le manifestazioni cliniche nei gatti affetti da bartonellosi estrema includono febbri croniche, letargia, perdita di appetito e progressivo indebolimento del sistema immunitario. In alcuni casi si sviluppa un'iperplasia linfatica, con conseguente grave ingrossamento dei linfonodi che possono essere dolorosi e infiammati. Questi linfonodi ingrossati possono sviluppare clisteri necrotici che favoriscono la superinfezione batterica.

Oltre al coinvolgimento del sistema linfatico, nei casi più gravi la bartonellosi può causare complicazioni cardiovascolari. L'infezione delle cellule endoteliali può portare all'endocardite, che colpisce in particolare le valvole cardiache e può essere accompagnata da una grave insufficienza cardiaca. I gatti con endocardite indotta da Bartonella spesso presentano sintomi quali dispnea, soffi cardiaci ed edema periferico. Poiché questa forma di malattia è difficile da diagnosticare, spesso viene riconosciuta solo in fase avanzata, quando si sono già verificati danni irreversibili alle valvole cardiache.

Un'altra grave sindrome clinica associata alla bartonellosi è la poliartrite immuno-mediata. Questa forma della malattia è caratterizzata da articolazioni dolorose e gonfie e da una marcata limitazione del movimento. I gatti colpiti presentano zoppia, irrigidimento degli arti e riduzione dell'attività. Nel liquido sinoviale si possono rilevare alterazioni infiammatorie, che possono essere associate a una reazione autoimmune.

Oltre alle manifestazioni classiche, nei casi più gravi la bartonellosi può causare anche sintomi neurologici. Queste rare forme sono caratterizzate da disorientamento, convulsioni e modelli di movimento atassici. Una possibile patogenesi è l'invasione diretta del sistema nervoso centrale o una reazione immunomediata contro le strutture neuronali.

La diagnosi di bartonellosi grave è complessa, poiché i batteri persistono a livello intracellulare e in molti casi sono rilevabili nel sangue solo a intermittenza. Il test sierologico per gli anticorpi della Bartonella può fornire indicazioni di un'infezione, ma non è sempre conclusivo, poiché gli anticorpi possono essere rilevati anche in gatti con infezioni precedenti. Una diagnosi diretta mediante PCR da sangue, tessuto o liquido sinoviale consente un'identificazione più precisa dell'agente patogeno. Nei casi più gravi, può essere necessaria una biopsia del tessuto infetto o una coltura dei batteri per confermare la diagnosi.

Il trattamento delle forme estreme di bartonellosi è impegnativo, poiché i batteri sono difficilmente accessibili a molti antibiotici a causa della loro localizzazione intracellulare. La terapia combinata con macrolidi come l'azitromicina o fluorochinoloni come l'enrofloxacina viene spesso utilizzata per garantire un'efficace eliminazione dei batteri. Il trattamento deve essere somministrato per un lungo periodo di tempo, poiché possono verificarsi infezioni ricorrenti se la terapia viene interrotta troppo presto. Nei casi gravi con coinvolgimento cardiaco o sintomi neurologici, può essere necessaria una terapia di supporto con farmaci antinfiammatori o immunomodulatori.

La prognosi della bartonellosi grave dipende dalla gravità del coinvolgimento degli organi e dalla risposta alla terapia. Mentre le forme lievi della malattia sono facilmente curabili, un'infezione sistemica da Bartonella con endocardite o poliartrite può causare danni a lungo termine o addirittura essere fatale. Una diagnosi precoce e una terapia antibiotica mirata sono fondamentali per arrestare la progressione della malattia e ridurre al minimo le complicazioni.

La prevenzione svolge un ruolo fondamentale nel controllo della bartonellosi, in particolare attraverso una profilassi antipulci costante per evitare la trasmissione dell'agente patogeno. I gatti che vivono in aree a rischio o che entrano frequentemente in contatto con altri gatti dovrebbero essere esaminati regolarmente per verificare la presenza di infezioni, al fine di riconoscere e trattare precocemente le forme gravi della malattia.

4.4 Rickettsiosi e malattie batteriche rare

Le rickettsiosi e altre rare infezioni batteriche trasmesse da zecche o pulci rappresentano una sfida diagnostica in medicina veterinaria. Queste infezioni sono causate da batteri intracellulari obbligati che si moltiplicano nelle cellule endoteliali, nei monociti o negli eritrociti e possono portare a una serie di malattie sistemiche. Poiché molti di questi batteri causano un'infezione latente o producono sintomi aspecifici, la diagnosi spesso non viene individuata o viene fatta solo in fase avanzata.

Le rickettsiosi sono causate da batteri del genere *Rickettsia* e sono una delle più importanti malattie infettive trasmesse da vettori. La trasmissione avviene principalmente attraverso le zecche, dove i batteri si trovano nelle ghiandole salivari dei vettori infetti e penetrano nell'ospite durante la suzione del sangue. Dopo l'infezione, i patogeni infettano le cellule endoteliali dei vasi sanguigni e causano vasculite, che porta a reazioni infiammatorie sistemiche e danni agli organi. Clinicamente, la rickettsiosi si manifesta spesso con febbre episodica, letargia e anemia, ma può anche causare sintomi neurologici o disturbi della coagulazione. L'infezione cronica può portare a danni multipli agli organi, soprattutto in presenza di disfunzioni immunitarie secondarie o di coinfezione con altri agenti patogeni trasmessi da zecche.

Oltre alla rickettsiosi, i gatti possono essere colpiti anche da altre rare infezioni batteriche trasmesse dagli artropodi. Una di queste infezioni è l'ehrlichiosi, causata da batteri del genere *Ehrlichia*. Questi batteri infettano preferenzialmente i monociti e provocano una risposta immunomediata che può essere associata a una profonda alterazione della funzione ematopoietica. I gatti affetti da ehrlichiosi spesso sviluppano una trombocitopenia cronica, che può essere caratterizzata da tempi di sanguinamento prolungati e da una maggiore tendenza all'ematoma. Inoltre, l'infezione può causare dolori articolari, sintomi neurologici o immunosoppressione generalizzata, che favorisce la progressione di infezioni secondarie.

Un'altra infezione trasmessa dalle zecche è l'anaplasmosi, causata da batteri del genere *Anaplasma*. Questi agenti patogeni infettano preferenzialmente i granulociti o gli eritrociti e causano batteriemie cicliche, accompagnate da febbre intermittente, linfoadenopatia e debolezza generalizzata. L'infezione può esistere in forma subclinica, ma può anche manifestarsi in fase acuta con gravi alterazioni ematologiche. Nei casi più gravi, si verifica un'anemia emolitica, che può essere esacerbata dalla distruzione immunomediata degli eritrociti infetti.

La diagnosi delle rickettsiosi e di altre infezioni batteriche rare richiede una combinazione di esami clinici, analisi ematologiche e rilevamento biologico molecolare. Poiché molti di questi batteri persistono a livello intracellulare, i metodi di coltura convenzionali spesso non sono adatti a rilevare un'infezione. I test sierologici possono fornire prove dell'esposizione, ma non distinguono tra un'infezione attuale e una passata. Le analisi PCR sono il metodo più sensibile per individuare un'infezione attiva, in quanto possono rilevare direttamente il genoma batterico in campioni di sangue o biopsie di tessuto. La citologia può visualizzare i caratteristici corpi di inclusione nelle cellule infette, ma non è sempre sufficientemente sensibile.

Il trattamento delle infezioni batteriche trasmesse dagli artropodi si basa sulla somministrazione di antibiotici specifici in grado di eliminare i patogeni intracellulari. Le tetracicline, come la doxiciclina, sono i farmaci di scelta in quanto hanno un'elevata affinità per le cellule infette e inibiscono efficacemente la replicazione batterica. Il trattamento deve essere effettuato per diverse settimane per garantire la completa eradicazione degli agenti patogeni e prevenire le recidive. Nei casi più gravi, soprattutto se sono presenti complicazioni ematologiche o neurologiche, può essere necessaria una terapia di supporto, che comprende la sostituzione di liquidi, trasfusioni di sangue o farmaci immunomodulanti.

La prevenzione attraverso un controllo efficace di zecche e pulci è la protezione più importante contro le infezioni rickettsiche e altre infezioni batteriche rare. I preparati spot-on o gli insetticidi orali possono prevenire la trasmissione degli agenti patogeni uccidendo gli ectoparassiti prima che l'infezione abbia luogo. I gatti che vivono in regioni con un'alta prevalenza di infezioni da vettori dovrebbero essere controllati regolarmente per verificare la presenza di sintomi e, se necessario, sottoporsi a test sierologici per riconoscere e trattare le infezioni in una fase precoce.

4.5 Parvovirus felino

Il parvovirus felino (FPV), l'agente causale della panleucopenia felina, è una malattia altamente infettiva e potenzialmente fatale che colpisce principalmente i gatti non vaccinati. Mentre la forma classica dell'infezione è caratterizzata da danni gastrointestinali acuti, grave immunosoppressione e complicazioni spesso letali, esistono forme atipiche della malattia che non corrispondono al quadro clinico tipico. Queste infezioni insolite rendono più difficile la diagnosi, poiché possono essere confuse con altre malattie o riconosciute solo in fase avanzata.

Una rara forma di infezione da parvovirus si manifesta con un decorso subclinico o lieve, in cui i gatti mostrano solo sintomi lievi, come un disagio gastrointestinale transitorio o una lieve leucopenia. In alcuni casi, il virus può persistere o avere una bassa attività di replicazione, in modo che l'infezione passi inosservata o si manifesti solo attraverso una malattia secondaria. I gatti con un sistema immunitario funzionante ma indebolito, ad esempio a causa di un'infezione simultanea da FeLV o FIV, possono sviluppare una forma prolungata e insidiosa della malattia, che si manifesta principalmente con un'immunodeficienza cronica.

Un altro decorso atipico riguarda le infezioni neonatali, che possono manifestarsi con difetti neurologici o disturbi dello sviluppo. Se una gatta gravida viene infettata dal FPV o se l'infezione si manifesta nelle prime settimane di vita, può verificarsi un'ipoplasia cerebellare, in cui lo sviluppo cerebellare è compromesso. I gattini colpiti mostrano sintomi come atassia, movimenti scoordinati e tremori, mentre gli altri sistemi d'organo rimangono inalterati. Questa forma di infezione non è progressiva, ma i deficit neurologici persistono per tutta la vita.

Una forma rara ma particolarmente grave di infezione da FPV è la miocardite parvovirale, che colpisce soprattutto i gattini giovani infettati nel grembo materno o poco dopo la nascita. In questi casi, il virus attacca le cellule del miocardio in via di sviluppo, provocando una miocardiopatia acuta o cronica. I gatti affetti da questa forma di malattia possono sviluppare aritmie, dispnea o segni di insufficienza cardiaca congestizia, che diventa sintomatica solo dopo alcune settimane o mesi. La diagnosi è particolarmente difficile perché questa forma di malattia può essere confusa con una malattia cardiovascolare primaria.

Un'altra presentazione insolita delle infezioni da FPV è un'immunopatologia causata da una risposta infiammatoria esagerata. Sebbene il virus abbia di solito un effetto citopatico diretto sul midollo osseo e sulla mucosa intestinale, in rari casi i meccanismi immuno-mediati possono svolgere un ruolo, soprattutto nei gatti con malattie immunologiche preesistenti. Queste reazioni possono portare a una grave infiammazione generalizzata, a complicazioni autoimmuni o a danni vascolari che si manifestano come infiammazione di più organi.

La diagnosi delle infezioni atipiche da parvovirus è complessa, poiché i test classici si concentrano sulla rilevazione degli antigeni virali nelle feci o degli anticorpi nel sangue. Nelle forme atipiche, soprattutto se il virus persiste o colpisce un organo insolito, può essere necessaria l'analisi PCR di vari campioni di tessuto per individuare l'infezione. Una biopsia di organi colpiti come il cervelletto, il miocardio o il midollo osseo può fornire prove istopatologiche di danni associati al parvovirus, soprattutto se sono visibili le caratteristiche alterazioni citopatiche.

Il trattamento delle infezioni atipiche da FPV dipende dalla forma particolare della malattia. Mentre la panleucopenia classica viene trattata con misure di supporto come la fluidoterapia, gli antibiotici per il controllo delle infezioni e le trasfusioni di sangue se necessario, le forme atipiche richiedono una terapia personalizzata. I gattini con ipoplasia cerebellare richiedono un supporto a lungo termine e fisioterapia per migliorare la coordinazione. La miocardite può richiedere una terapia cardioprotettiva con diuretici o ACE-inibitori, mentre le forme immunomediate possono richiedere trattamenti immunosoppressivi o farmaci antinfiammatori.

La prevenzione rimane la protezione più importante contro le infezioni da FPV, poiché la vaccinazione protegge in modo affidabile dalle forme classiche e atipiche. Lo stato di vaccinazione delle gatte gravide deve essere controllato per prevenire le infezioni neonatali. Nelle famiglie con infezioni ricorrenti da FPV o infezioni persistenti, sono necessarie misure igieniche complete, poiché i parvovirus hanno una resistenza ambientale estremamente elevata e possono rimanere infettivi per lungo tempo.

4.6 Encefalopatia spongiforme (paragonabile alla BSE)

L'encefalopatia spongiforme felina è una malattia neurodegenerativa estremamente rara causata da proteine prioniche mal ripiegate ed è correlata all'encefalopatia spongiforme bovina (BSE). Questa malattia mortale colpisce il sistema nervoso centrale e porta alla distruzione progressiva delle strutture neuronali, provocando una serie di sintomi neurologici e comportamentali. La malattia è stata descritta per la prima volta negli anni '90 quando i gatti si sono ammalati dopo aver mangiato cibo contaminato da BSE, suggerendo che si tratta di un'encefalopatia spongiforme trasmissibile, simile alla malattia di Creutzfeldt-Jakob nell'uomo.

La patogenesi dell'encefalopatia spongiforme si basa sul misfolding di una proteina endogena, la proteina prionica (PrP), che nella sua forma normale non ha effetti patologici. Attraverso il contatto con una variante patologicamente mal ripiegata (PrP^Sc), la struttura della normale proteina prionica cambia e assume una forma infettiva e aggregante. Queste proteine alterate si depositano nelle cellule nervose e portano a una progressiva neurodegenerazione, caratterizzata da vacuolizzazione del tessuto cerebrale, disfunzione sinaptica e morte delle cellule neuronali. Il termine "spongiforme" deriva dalle alterazioni del cervello simili a spugne, visibili al microscopio come strutture porose e vacuolate.

I sintomi clinici compaiono gradualmente e si sviluppano nell'arco di settimane o mesi. I primi segni spesso includono cambiamenti comportamentali come aumento dell'ansia, irrequietezza o alterazione della risposta agli stimoli ambientali. I gatti colpiti mostrano una disfunzione motoria progressiva, che può manifestarsi con atassia, tremori muscolari e movimenti scoordinati. Nelle fasi successive, si verificano gravi deficit neurologici, tra cui convulsioni, iperestesia, posture anomale della testa e perdita dei normali riflessi propriocettivi. La malattia è irreversibile e lo stadio finale porta alla paralisi completa, al coma e alla morte.

La diagnosi è difficile in quanto non esistono test diagnostici specifici in vivo. Il sospetto clinico si basa sul decorso tipico della malattia e sull'esclusione di altre malattie neurologiche come encefalopatie virali o infiammatorie, disturbi metabolici o avvelenamenti tossici. La conferma definitiva può essere fatta solo post-mortem attraverso l'esame istopatologico del cervello, in cui vengono rilevati i caratteristici cambiamenti vacuolari e l'accumulo di proteine prioniche patologiche. Le tecniche di colorazione immunoistochimica e di Western blot possono aiutare a identificare chiaramente i depositi di PrP^{Sc}.

Trattandosi di una malattia da prioni, non esiste una terapia efficace. Tutte le encefalopatie spongiformi conosciute sono fatali, poiché le proteine prioniche sono estremamente resistenti alla degradazione enzimatica e si moltiplicano progressivamente nel tessuto nervoso. Le misure di supporto possono alleviare i sintomi a breve termine, ma il decorso della malattia non può essere arrestato. L'eutanasia viene spesso presa in considerazione negli stadi avanzati per evitare inutili sofferenze agli animali colpiti.

La prevenzione è l'unica protezione efficace contro l'infezione da prioni. Il controllo rigoroso dei mangimi per gli ingredienti potenzialmente contaminati ha contribuito a ridurre drasticamente l'incidenza dell'encefalopatia spongiforme felina. Poiché la malattia è stata trasmessa principalmente attraverso il consumo di prodotti a base di carne contaminati da BSE, le moderne norme legali per il controllo delle farine animali e dei rifiuti di carne sono essenziali per la prevenzione di nuovi casi. Tuttavia, a causa del periodo di incubazione estremamente lungo, in rari casi la malattia può manifestarsi anche anni dopo l'esposizione.

La ricerca sulle malattie da prioni rimane una sfida, poiché i meccanismi molecolari della replicazione dei prioni e del danno neuronale non sono ancora del tutto noti. Studi su vari modelli animali hanno dimostrato che i fattori genetici possono influenzare la suscettibilità ai prioni, suggerendo che alcune razze di gatti possono essere più suscettibili a questa malattia. A lungo termine, una migliore comprensione della biologia dei prioni potrebbe consentire nuovi approcci terapeutici, ma attualmente l'encefalopatia spongiforme felina rimane una malattia neurologica rara ma incurabile con esito fatale.

5. Malattie neurologiche

5.1 Disautonomia felina (sindrome di Key-Gaskell)

La disautonomia felina, nota anche come sindrome di Key-Gaskell, è una rara malattia neurologica che colpisce il sistema nervoso autonomo e porta a gravi disfunzioni di vari organi interni. La causa esatta della malattia non è del tutto nota, ma si sospetta una patogenesi neurodegenerativa associata a una progressiva perdita di cellule nervose autonome. Il sistema nervoso autonomo controlla un gran numero di funzioni corporee vitali, tra cui la regolazione della frequenza cardiaca, della digestione, del controllo respiratorio e della reazione pupillare. La disfunzione di questo sistema porta a un'alterata trasmissione dei segnali tra il sistema nervoso e gli organi, che si manifesta con molteplici sintomi clinici.

La malattia può colpire gatti di qualsiasi età, ma è più comune negli animali più giovani. I sintomi iniziali di solito si sviluppano gradualmente e comprendono una combinazione di anomalie gastrointestinali, oftalmologiche, cardiache e respiratorie. Una caratteristica della disautonomia felina è un grave disturbo della motilità gastrointestinale, che può manifestarsi con costipazione cronica, ritardo nello svuotamento gastrico e megacolon. I gatti affetti spesso mostrano uno stomaco gonfio, vomito ripetuto o un rifiuto totale di mangiare. La peristalsi disturbata può portare a un sovraccarico gastrico o a un ileo paralitico pericolosi per la vita, che richiedono un intervento medico immediato.

Un altro sintomo evidente è una reazione ridotta o assente delle pupille alla luce su entrambi i lati. I gatti affetti da disautonomia spesso presentano pupille fortemente dilatate (midriasi), che reagiscono lentamente o per nulla agli stimoli visivi. Questo può portare alla sensibilità alla luce e a problemi visivi. Anche la produzione di lacrime è spesso ridotta, con conseguente secchezza oculare (cheratocongiuntivite sicca). L'alterazione della funzione delle ghiandole salivari può anche portare a una ridotta produzione di saliva e quindi a difficoltà nel mangiare o nel deglutire.

La compromissione del sistema cardiovascolare si manifesta con una riduzione della frequenza cardiaca (bradicardia), causata da una disfunzione del sistema nervoso parasimpatico. Questa alterazione può essere accompagnata da una ridotta risposta allo stress o allo sforzo, che spesso fa apparire i gatti affetti da disautonomia letargici o con una ridotta resistenza fisica. Nei casi più gravi, può verificarsi un abbassamento della pressione sanguigna (ipotensione) e una riduzione del flusso sanguigno agli organi vitali.

Anche la respirazione può essere influenzata, poiché il sistema nervoso autonomo svolge un ruolo importante nel controllo dei muscoli bronchiali e della frequenza respiratoria. Alcuni gatti mostrano schemi respiratori anomali o respiro corto, soprattutto in situazioni di stress.

Ciò può essere dovuto a un ridotto controllo delle vie aeree o a un'alterata funzione polmonare.

La diagnosi di disautonomia felina è impegnativa, poiché non esiste un test di laboratorio specifico per questa condizione. La diagnosi si basa sull'esame clinico, sull'anamnesi e sull'esclusione di altre malattie neurologiche o interne. Un importante indizio diagnostico è la combinazione di sintomi tipici, in particolare la midriasi con assenza di risposta pupillare, in combinazione con gravi disturbi della motilità gastrointestinale. A supporto della diagnosi possono essere utilizzati test farmacologici specifici, come la somministrazione di pilocarpina per controllare la risposta pupillare o di betanecolo per valutare la motilità gastrica. Le tecniche di imaging, come la radiografia o l'ecografia, possono fornire prove di dilatazione dello stomaco o dell'intestino, mentre i test elettrofisiologici possono valutare ulteriormente la funzione del sistema nervoso autonomo.

Non esiste una terapia specifica per la disautonomia felina, poiché si tratta di una malattia neurologica progressiva per la quale non è disponibile un trattamento curativo. La terapia si concentra quindi sul trattamento sintomatico degli organi colpiti. Per sostenere la funzione gastrointestinale, si possono somministrare procinetici per favorire la motilità gastrica e intestinale. Nei casi più gravi, può essere necessaria l'evacuazione manuale dell'intestino o un intervento chirurgico per il megacolon. Lacrime artificiali o pomate oculari possono mantenere gli occhi umidi e ridurre il rischio di infiammazione corneale.

La prognosi della malattia è da cauta a sfavorevole, poiché si tratta di un disturbo neurodegenerativo progressivo. Alcuni gatti mostrano un lento miglioramento dei sintomi nell'arco di diversi mesi, mentre altri sperimentano un costante deterioramento della funzione degli organi. La diagnosi precoce della malattia e una terapia di supporto mirata possono contribuire a migliorare la qualità di vita dei gatti affetti e a prevenire gravi complicazioni. Tuttavia, la disautonomia felina rimane una malattia neurologica rara ma grave, con opzioni terapeutiche limitate.

5.2 Neuropatia trigeminale idiopatica

La neuropatia trigeminale idiopatica è una rara malattia neurologica caratterizzata da una disfunzione acuta, solitamente indolore, del nervo trigemino. Questo nervo cranico è responsabile dell'innervazione motoria dei muscoli masticatori e dell'apporto sensoriale al viso, alla cavità orale e al cuoio capelluto. Un disturbo di questo nervo porta soprattutto a un'improvvisa perdita di funzione dei muscoli masticatori, che si manifesta con una marcata debolezza della mandibola e l'incapacità di muoverla attivamente. La causa esatta della malattia non è nota, per questo viene classificata come idiopatica.

La patogenesi della neuropatia del trigemino si basa presumibilmente su un danno infiammatorio o immunomediato alla porzione motoria del nervo trigemino. Si presume che una reazione autoimmune o una reazione infiammatoria post-infettiva provochi una demielinizzazione temporanea o una disfunzione del nervo. Poiché non è rilevabile alcun danno strutturale, nella maggior parte dei casi la malattia è reversibile. Sebbene in alcuni casi si sospetti una connessione con infezioni virali o infiammazioni sistemiche, non è ancora stata identificata una causa chiara.

Il sintomo principale della neuropatia idiopatica del trigemino è l'insorgenza improvvisa di debolezza della mascella, il che significa che il gatto colpito non è più in grado di chiudere attivamente la bocca o di muoverla in modo controllato. Ciò si manifesta con un abbassamento della mascella, che rende difficile per il gatto mangiare, bere e nutrirsi. Nella maggior parte dei casi, la sensibilità del viso e della cavità orale rimane intatta, per cui gli animali colpiti sono in grado di percepire i tocchi e gli stimoli. Nonostante la limitata funzionalità della mascella, la maggior parte dei gatti non mostra segni di dolore o infiammazione.

Oltre alla compromissione dei muscoli masticatori, in rari casi possono manifestarsi sintomi neurologici di accompagnamento. Questi includono una ridotta reazione riflessa alla chiusura delle palpebre, una ridotta sensibilità nell'area facciale o un'atrofia muscolare asimmetrica se la malattia persiste per un lungo periodo di tempo. Nella maggior parte dei casi, tuttavia, la neuropatia trigeminale rimane limitata alle parti motorie, per cui non sono riconoscibili ulteriori deficit neurologici.

La diagnosi di neuropatia trigeminale idiopatica si basa su una combinazione di esami clinici e sull'esclusione di altre cause di paralisi mascellare. Poiché non esistono parametri di laboratorio specifici in grado di rilevare direttamente la malattia, è essenziale un esame neurologico dettagliato. Un esame elettromiografico dei muscoli interessati può fornire prove di un danno neurogenico, mentre la risonanza magnetica (RM) o la tomografia computerizzata (TC) possono essere necessarie per escludere lesioni strutturali come tumori, infiammazioni o traumi nell'area del nervo trigemino.

Il trattamento della neuropatia trigeminale idiopatica è principalmente di supporto, poiché la malattia è autolimitante nella maggior parte dei casi e si risolve spontaneamente nel giro di poche settimane. La misura più importante è garantire l'assunzione di cibo e liquidi, poiché i gatti affetti spesso non sono in grado di mangiare o bere da soli. Se necessario, è possibile somministrare una dieta temporanea a base di cibo morbido o liquido mediante una siringa. Nei casi più gravi, può essere necessario posizionare un tubo di alimentazione per garantire un'adeguata assunzione di calorie e liquidi.

Trattandosi probabilmente di una malattia infiammatoria o immunomediata, in alcuni casi si possono somministrare farmaci antinfiammatori o immunosoppressori, come i corticosteroidi, per accelerare il recupero. La necessità di questa terapia viene valutata su base individuale, poiché la maggior parte dei gatti mostra un miglioramento spontaneo anche senza l'intervento farmacologico. La fisioterapia di supporto può aiutare a stimolare i muscoli masticatori e promuovere il ripristino della forza muscolare.

La prognosi della neuropatia idiopatica del trigemino è buona nella maggior parte dei casi, poiché la funzione nervosa si recupera in gran parte entro due-sei settimane. In rari casi, può verificarsi una debolezza muscolare residua o una leggera atrofia dei muscoli masticatori, ma questo non influisce di solito sulla qualità di vita del gatto colpito. Le recidive sono rare, quindi la malattia si manifesta una volta sola nella maggior parte dei casi. È improbabile che si verifichi una compromissione a lungo termine, a meno che non si verifichino complicazioni secondarie come la disidratazione o la malnutrizione.

5.3 Ipereplessia felina (malattia dello startle)

L'ipereplessia felina, nota anche come "malattia dello startle", è un raro disturbo neurologico caratterizzato da una risposta estrema di startle a stimoli sensoriali improvvisi, come suoni o tatto. Questa malattia è considerata un disturbo genetico della segnalazione inibitoria nel sistema nervoso centrale e mostra paralleli con malattie simili descritte in altre specie, compresi gli esseri umani e i cani.

Si ritiene che la causa dell'ipereplessia felina sia un malfunzionamento dei recettori della glicina, che svolgono un ruolo essenziale nell'inibizione della trasmissione dello stimolo neuronale nel midollo spinale e nel tronco cerebrale. La glicina è un neurotrasmettitore inibitorio responsabile del controllo della tensione muscolare e della modulazione dei riflessi. Un'alterazione genetica di questa via di segnalazione porta a una risposta motoria eccessiva agli stimoli sensoriali, con conseguente contrazione muscolare improvvisa e incontrollata o congelamento temporaneo.

La presentazione clinica della malattia è caratterizzata da un'esagerata risposta di spavento a rumori improvvisi, al tocco o a movimenti inaspettati nell'ambiente. I gatti colpiti si bloccano bruscamente, mostrano una rigidità muscolare transitoria e possono rimanere immobili per diversi secondi. In alcuni casi, questa reazione può essere accompagnata da un collasso improvviso, che però non deve essere confuso con una crisi epilettica, poiché la coscienza viene mantenuta. La rigidità muscolare di solito si risolve entro pochi secondi, dopodiché il gatto torna a muoversi normalmente.

La gravità dei sintomi può variare: alcuni gatti mostrano solo reazioni lievi, mentre altri animali sviluppano una marcata ipereplessia associata a rigidità ripetitiva o a gravi disfunzioni motorie. Nei casi più gravi, la malattia può essere associata a un'ipertonia muscolare persistente che porta a una maggiore rigidità degli arti e all'incoordinazione. Poiché i gatti affetti possono imparare a evitare determinati fattori scatenanti, il loro comportamento può cambiare nel tempo, facendoli apparire più ansiosi o cauti.

La diagnosi di ipereplessia felina è impegnativa in quanto si tratta di un disturbo raro e molti altri disturbi neurologici o muscolari possono causare sintomi simili. La diagnosi si basa sull'osservazione clinica delle tipiche reazioni di startle e sull'esclusione di altre cause come crisi epilettiche, miotonia o lesioni strutturali del sistema nervoso centrale. Gli esami elettromiografici possono fornire prove di un'attività muscolare alterata, mentre i test genetici, se disponibili, possono identificare una mutazione specifica nel gene del recettore della glicina.

Trattandosi di una malattia genetica, non esiste una terapia causale in grado di correggere la disfunzione di base del recettore della glicina. Il trattamento si concentra quindi su misure sintomatiche per ridurre la risposta allo startle e migliorare la qualità di vita dei gatti affetti. Farmaci come le benzodiazepine o altre sostanze GABAergiche possono modulare la neurotrasmissione inibitoria e quindi ridurre l'eccessiva eccitabilità del sistema nervoso. Nei casi lievi, il trattamento farmacologico spesso non è necessario, poiché i gatti imparano a gestire la condizione con il tempo e si adattano a determinati stimoli.

La prognosi dell'ipereplessia felina dipende dalla gravità dei sintomi. I gatti affetti da forme lievi della malattia possono mantenere una qualità di vita quasi normale, mentre gli animali gravemente colpiti possono sviluppare limitazioni motorie persistenti. Trattandosi di una malattia genetica, gli animali affetti non dovrebbero essere utilizzati per la riproduzione per evitare di trasmettere la mutazione. A lungo termine, la ricerca su questa rara malattia neurologica rimane importante per sviluppare potenziali approcci terapeutici e comprendere meglio la fisiopatologia.

6. Malattie ormonali e metaboliche

6.1 Diabete insipido felino

Il diabete insipido felino è una rara malattia endocrinologica caratterizzata da un'alterata regolazione del bilancio idrico. A differenza del diffuso diabete mellito, che è causato da insulino-resistenza o carenza di insulina, il diabete insipido è dovuto a un'insufficiente produzione o azione dell'ormone antidiuretico (ADH, vasopressina). Questo ormone viene prodotto nell'ipotalamo e rilasciato attraverso l'ipofisi, dove controlla il riassorbimento dell'acqua nei reni. Un deficit o una resistenza all'ADH porta all'escrezione di grandi quantità di urina sproporzionatamente diluita, con conseguente grave perdita di liquidi e polidipsia compensatoria.

Esistono due forme principali di diabete insipido felino: il tipo centrale e quello nefrogenico. Il diabete insipido centrale è causato da un'insufficiente produzione o rilascio di ADH nell'ipotalamo o nell'ipofisi. Questo disturbo può essere idiopatico o causato da lesioni strutturali come tumori, infiammazioni o traumi all'ipotalamo o all'ipofisi. In alcuni casi, il diabete insipido centrale può anche verificarsi come conseguenza di un trauma cranico o di un intervento chirurgico al cervello.

Il diabete insipido nefrogenico, invece, deriva da un'insensibilità dei tubuli renali all'ADH. Sebbene l'ormone sia prodotto in quantità sufficiente, i recettori presenti nei reni non reagiscono in modo appropriato, per cui non è possibile un efficace riassorbimento dell'acqua. Questa forma di malattia può essere congenita o secondaria a vari fattori, come malattie renali, squilibri elettrolitici o effetti di farmaci. In particolare, l'ipercalcemia cronica o l'ipokaliemia possono compromettere la funzione dei recettori dell'ADH nei reni.

Il sintomo principale del diabete insipido felino è l'estrema poliuria, cioè l'eccessiva escrezione di urina, che spesso può essere da dieci a venti volte superiore al normale. L'urina escreta è molto diluita e ha un peso specifico molto basso, poiché i reni non sono in grado di trattenere l'acqua in modo efficiente. Per compensare la perdita di liquidi, il gatto colpito sviluppa una marcata polidipsia, con un'assunzione di acqua molto aumentata. In molti casi, i proprietari notano che il gatto beve quantità insolitamente elevate di acqua e visita la lettiera con una frequenza eccezionale.

Trattandosi di una malattia cronica, i sintomi della disidratazione possono manifestarsi a lungo termine, soprattutto se il gatto non consuma abbastanza acqua. Nei casi più gravi, la perdita prolungata di liquidi può portare a debolezza, perdita di peso e squilibri elettrolitici. A differenza del diabete mellito, tuttavia, non ci sono livelli elevati di zucchero nel sangue e i sintomi tipici come l'aumento dell'appetito o la chetoacidosi sono assenti.

La diagnosi di diabete insipido felino richiede un'attenta diagnosi differenziale, poiché molte altre malattie, come la malattia renale cronica, l'ipertiroidismo o il diabete mellito, possono essere associate a polidipsia e poliuria. Nella maggior parte dei casi, la misurazione dell'osmolarità dell'urina mostra un campione di urina molto diluito con un basso peso specifico, che può essere una prima indicazione della malattia. Per verificare la capacità dei reni di concentrare l'urina, si può effettuare il cosiddetto test di deprivazione idrica. Si tratta di ridurre in modo controllato l'assunzione di acqua da parte del gatto, mentre i campioni di urina vengono analizzati regolarmente. I gatti con diabete insipido non mostrano un aumento significativo dell'osmolarità delle urine anche quando sono disidratati. Per differenziare il diabete insipido centrale da quello nefrogenico, è possibile eseguire un test di stimolazione dell'ADH con la somministrazione di vasopressina sintetica. Un miglioramento della concentrazione di urina indica il tipo centrale, mentre la mancanza di risposta indica una resistenza periferica.

Il trattamento dipende dalla causa scatenante della malattia. Nel diabete insipido centrale, la somministrazione di desmopressina, un analogo sintetico dell'ADH, può controllare efficacemente i sintomi favorendo il riassorbimento dell'acqua nei reni. Il farmaco può essere somministrato sotto forma di gocce nasali o di collirio e consente ai gatti affetti di godere di una qualità di vita sostanzialmente normale. Nel diabete insipido nefrogenico, invece, il trattamento è più difficile, poiché la resistenza di fondo all'ADH non può essere compensata direttamente dalla sostituzione ormonale. In questi casi, una terapia mirata della malattia di base, come la correzione degli squilibri elettrolitici o il trattamento dell'insufficienza renale, può migliorare i sintomi. Una dieta a basso contenuto di sale e la somministrazione di alcuni diuretici come l'idroclorotiazide possono contribuire a ridurre la perdita di acqua modulando la funzione renale.

La prognosi del diabete insipido felino dipende dalla forma e dalla causa trattabile della malattia. I gatti con diabete insipido centrale di solito rispondono bene al trattamento con desmopressina e possono condurre una vita normale, mentre il tipo nefrogenico rappresenta una sfida a lungo termine. La diagnosi precoce e la terapia appropriata sono fondamentali per evitare la disidratazione e le complicazioni secondarie e per garantire la qualità di vita del gatto colpito a lungo termine.

6.2 Morbo di Addison (insufficienza corticale surrenale)

Il morbo di Addison, noto anche come insufficienza corticale surrenale, è un raro ma grave disturbo ormonale causato da un'insufficiente produzione di glucocorticoidi e mineralocorticoidi nella corteccia surrenale. Questi ormoni sono essenziali per la regolazione del metabolismo, dell'equilibrio elettrolitico e idrico e della risposta allo stress. Una carenza può provocare una serie di sintomi aspecifici e, se non trattata, può scatenare crisi di Addison potenzialmente letali.

La malattia si manifesta quando la corteccia surrenale non è più in grado di produrre una quantità sufficiente di cortisolo e aldosterone. Il cortisolo è un glucocorticoide che svolge un ruolo centrale nel metabolismo energetico, nella gestione dello stress e nella regolazione dei processi infiammatori. L'aldosterone è un mineralcorticoide ed è responsabile del controllo dell'equilibrio del sodio e del potassio, regolando il riassorbimento di sodio e acqua nei reni. Una carenza di aldosterone porta a un'eccessiva perdita di sodio e acqua e a un pericoloso accumulo di potassio nel sangue, che può avere gravi effetti sulla circolazione e sulla funzione cardiaca.

La causa del morbo di Addison nei gatti non può essere sempre chiaramente determinata. Nella maggior parte dei casi, vi è un'insufficienza corticale surrenale primaria, che può essere causata dalla distruzione autoimmune del tessuto surrenale o da un'infiammazione cronica. Meno frequentemente si verifica una forma secondaria, causata da un'insufficiente stimolazione della corteccia surrenale a seguito di un difetto ipofisario. I processi traumatici, infettivi o neoplastici che colpiscono l'ipofisi o l'ipotalamo possono portare a una ridotta secrezione di ormone adrenocorticotropo (ACTH), che normalmente stimola la produzione di cortisolo nella corteccia surrenale.

I sintomi clinici del morbo di Addison sono spesso aspecifici e si sviluppano gradualmente, rendendo difficile la diagnosi. I gatti possono presentare periodi intermittenti di letargia, perdita di appetito e perdita di peso per un lungo periodo di tempo. Spesso si verificano sintomi gastrointestinali come vomito e diarrea intermittenti, che possono essere scambiati per una malattia gastrointestinale cronica. L'alterata regolazione dell'equilibrio idrico ed elettrolitico porta a un aumento del consumo di alcol e dell'escrezione di urina. In alcuni casi possono verificarsi attacchi episodici di debolezza, causati da un'inadeguata regolazione della glicemia o da un ridotto afflusso di sangue agli organi.

Una crisi addisoniana acuta è un'emergenza pericolosa per la vita ed è caratterizzata da grave ipotensione, insufficienza circolatoria, disidratazione e disturbi elettrolitici. I gatti in crisi addisoniana appaiono molto letargici, possono collassare e mostrare gravi sintomi neurologici come debolezza muscolare, tremori o convulsioni. La pericolosa iperkaliemia causata da una carenza di aldosterone può portare a un'aritmia cardiaca pericolosa per la vita, che si manifesta con bradicardia e aritmie. Senza un trattamento immediato, una crisi addisoniana può essere fatale.

La diagnosi del morbo di Addison si basa su una combinazione di esame clinico, esami del sangue e test di funzionalità endocrina. I valori ematici spesso mostrano iponatriemia in combinazione con iperkaliemia, che è una forte indicazione di insufficienza adrenocorticale. Altre anomalie includono ipoglicemia, azotemia e anemia normocitica non rigenerativa. Il test di stimolazione con ACTH è considerato il gold standard per la diagnosi e misura la capacità della corteccia surrenale di rispondere alla somministrazione di ACTH con un aumento della produzione di cortisolo. Nei gatti con il morbo di Addison, questa risposta è assente o fortemente ridotta.

Il trattamento del morbo di Addison richiede una terapia ormonale sostitutiva per tutta la vita per sostituire i glucocorticoidi e i mineralocorticoidi mancanti. I gatti con una forma primaria della malattia necessitano di una terapia sostitutiva con un mineralocorticoide sintetico come il deossicortone pivalato (DOCP) o il fludrocortisone per stabilizzare l'equilibrio di sodio e potassio. Inoltre, i glucocorticoidi come il prednisolone devono essere somministrati regolarmente, soprattutto in situazioni di stress, poiché i gatti affetti non sono in grado di produrre da soli quantità sufficienti di cortisolo.

In una crisi addisoniana acuta è necessario un trattamento medico intensivo immediato. La circolazione viene stabilizzata mediante fluidoterapia endovenosa con soluzione salina isotonica per correggere la disidratazione e aumentare il livello di sodio. La correzione mirata dell'iperkaliemia è essenziale, poiché un grave sovraccarico di potassio può portare ad aritmie pericolose per la vita. Ciò può essere ottenuto somministrando calcio gluconato, infusioni di glucosio-insulina o bicarbonato di sodio. Inoltre, devono essere somministrate dosi elevate di glucocorticoidi per compensare la mancata produzione di cortisolo e per alleviare le conseguenze sistemiche della disfunzione endocrina.

La prognosi per i gatti affetti dal morbo di Addison è buona con una diagnosi precoce e un trattamento costante. Il monitoraggio regolare dei livelli elettrolitici e dei parametri ormonali è essenziale per personalizzare la terapia ed evitare complicazioni a lungo termine. I gatti che si adattano bene alla terapia ormonale sostitutiva possono avere un'aspettativa di vita normale, ma richiedono una stretta sorveglianza medica per prevenire le crisi acute. Il trattamento a lungo termine richiede un coordinamento preciso dei farmaci, poiché sia una carenza che un sovradosaggio di sostanze ormonali sostitutive possono portare a problemi di salute.

7. Malattie autoimmuni e del sistema immunitario

7.1 Lupus eritematoso sistemico felino

Il lupus eritematoso sistemico felino (LES) è una malattia autoimmune rara ma grave, caratterizzata da una risposta immunitaria errata. Il sistema immunitario attacca le strutture dell'organismo, provocando una reazione infiammatoria cronica in vari organi. Poiché la malattia può colpire più sistemi di organi ed è associata a una varietà di sintomi aspecifici, rappresenta una sfida diagnostica. La causa esatta del LES felino non è del tutto nota, ma si ritiene che predisposizioni genetiche, fattori ambientali ed eventualmente infezioni contribuiscano allo sviluppo della malattia.

I meccanismi fisiopatologici del LES si basano sulla formazione di autoanticorpi diretti contro componenti cellulari dell'organismo. Questi anticorpi si legano alle strutture cellulari e formano immunocomplessi che si depositano nei tessuti e innescano processi infiammatori. Spesso sono particolarmente colpiti la pelle, le articolazioni, i reni e l'emocromo. Il danno a questi organi può portare a un'ampia gamma di manifestazioni cliniche, rendendo difficile la diagnosi.

I gatti affetti da LES spesso presentano sintomi generali non specifici, come febbre intermittente, letargia e perdita di appetito. Questi sintomi si manifestano spesso in episodi, con fasi di deterioramento clinico alternate a intervalli senza sintomi. La natura sistemica della malattia può manifestarsi in un'ampia varietà di manifestazioni d'organo, con la pelle, le articolazioni, i reni e il sistema ematopoietico più frequentemente colpiti.

Le manifestazioni dermatologiche sono spesso uno dei primi segni della malattia. I gatti affetti da LES spesso sviluppano lesioni cutanee squamose, eritematose o ulcerose che compaiono tipicamente sul viso, sulle orecchie o sulle zampe. Queste lesioni possono peggiorare con l'esposizione alla luce solare, suggerendo una risposta immunitaria indotta dalla luce. Possono verificarsi anche infezioni batteriche secondarie, poiché la barriera cutanea danneggiata è più suscettibile alla colonizzazione microbica.

Un'altra manifestazione clinica comune è la poliartrite immuno-mediata, caratterizzata da un coinvolgimento infiammatorio delle articolazioni. I gatti affetti da questa forma di LES presentano zoppia, gonfiore e dolore articolare, che si manifestano episodicamente e possono scomparire spontaneamente. Il liquido sinoviale mostra spesso un aumento del numero di cellule, con una predominanza di granulociti neutrofili, che indica una reazione infiammatoria immunologica.

L'interessamento renale è una delle complicanze più gravi del LES felino. La deposizione di immunocomplessi nei glomeruli porta alla glomerulonefrite, che può manifestarsi con proteinuria, edema e insufficienza renale progressiva. Poiché la malattia renale cronica può manifestarsi anche indipendentemente dal LES, è necessaria una diagnostica mirata per identificare una malattia autoimmune come causa del danno renale.

Anche le anomalie ematologiche sono frequenti nei gatti con LES. L'anemia emolitica autoimmune-mediata o la porpora trombocitopenica possono verificarsi quando il sistema immunitario distrugge gli eritrociti o i trombociti. Queste alterazioni dell'emocromo possono provocare pallore delle mucose, emorragie spontanee o una maggiore tendenza agli ematomi.

La diagnosi di LES felino richiede un'attenta combinazione di esame clinico, esami di laboratorio e test immunologici specifici. Poiché i sintomi possono variare notevolmente, la diagnosi si basa spesso sul rilevamento di diversi elementi caratteristici della malattia. I test sierologici per la ricerca degli anticorpi antinucleari (ANA) sono considerati un importante criterio diagnostico, poiché indicano una disregolazione del sistema immunitario. L'analisi del liquido articolare può confermare i processi infiammatori, mentre la biopsia renale può fornire prove istologiche di glomerulonefrite associata al lupus. Gli esami ematologici mostrano spesso anemia rigenerativa o non rigenerativa, nonché un aumento del numero di leucociti o autoanticorpi contro le cellule del sangue.

Il trattamento del LES felino si concentra sulla soppressione dell'eccessiva risposta immunitaria e sull'attenuazione dei sintomi clinici. I glucocorticoidi, come il prednisolone, sono il pilastro della terapia in quanto smorzano la risposta autoimmune e riducono i processi infiammatori. Nei casi più gravi, possono essere necessari ulteriori immunosoppressori come la ciclosporina o il micofenolato mofetile per controllare l'attività della malattia. È necessario un attento monitoraggio per riconoscere tempestivamente gli effetti collaterali della terapia immunosoppressiva. Per migliorare la qualità di vita dei gatti affetti, possono essere necessarie misure di supporto come diete che risparmino i reni o analgesici per ridurre il dolore.

La prognosi del LES felino è variabile e dipende dalla gravità del coinvolgimento degli organi e dalla risposta individuale alla terapia. Mentre alcuni gatti rispondono bene alle misure immunosoppressive ed è possibile un controllo a lungo termine della malattia, il danno renale progressivo o l'anemia emolitica grave possono peggiorare significativamente la prognosi. Una diagnosi precoce e una terapia costante sono fondamentali per rallentare la progressione della malattia e prolungare l'aspettativa di vita dei gatti affetti.

7.2 Complesso del granuloma eosinofilo (forme rare)

Il complesso del granuloma eosinofilo è una malattia infiammatoria della pelle che si verifica nei gatti ed è caratterizzata da una risposta immunitaria eccessiva che coinvolge i granulociti eosinofili. Mentre le forme tipiche della malattia - ulcera eosinofila, placca eosinofila e granuloma eosinofilo - sono ben descritte, esistono sottotipi rari che possono essere difficili da diagnosticare e devono essere differenziati da altre malattie dermatologiche o sistemiche.

La patogenesi del complesso del granuloma eosinofilo si basa su una risposta immunitaria errata, che di solito si verifica come reazione ad allergeni o antigeni parassitari. I granulociti eosinofili svolgono un ruolo centrale nello sviluppo delle lesioni, in quanto vengono attivati da stimoli immunologici e rilasciano mediatori pro-infiammatori che portano al danno tissutale. Mentre le forme comuni del complesso del granuloma eosinofilo colpiscono principalmente la cute e le mucose, le varianti rare della malattia possono anche avere localizzazioni insolite o essere associate a caratteristiche istologiche atipiche.

Un sottotipo raro è il granuloma eosinofilo orale atipico, che colpisce principalmente la lingua, il palato duro o le gengive e può essere associato a un'ulcerazione cronica e dolorosa. Queste lesioni hanno un aspetto simile a quello di altre stomatiti ulcerative, motivo per cui vengono spesso confuse con infezioni virali come il calicivirus felino o con malattie autoimmuni-mediate come il pemfigo felino complesso. I gatti colpiti presentano un aumento della salivazione, perdita di appetito e dolore quando mangiano. La diagnosi viene effettuata mediante esame citologico o istopatologico, che rivela una massiccia infiltrazione di granulociti eosinofili e necrosi del collagene.

Un'altra variante rara è il granuloma eosinofilo disseminato, che non è limitato alla pelle ma può anche presentare manifestazioni sistemiche. Questa forma si verifica soprattutto nei gatti giovani ed è caratterizzata da lesioni cutanee nodulari multiple su diverse parti del corpo. In alcuni casi, sono colpiti anche strati di tessuto più profondi, come la muscolatura o le strutture sottocutanee, il che può portare a noduli grossolani o gonfiori palpabili. Questa forma disseminata può essere confusa con altre malattie granulomatose come le micobatteriosi o le infezioni fungine, per cui è necessaria una diagnosi mirata.

Un sottotipo particolarmente insolito è il granuloma eosinofilo dei cuscinetti delle zampe, in cui si sviluppano lesioni ulcerative e dolorose sulle zampe. Questa variante può essere confusa con malattie pododermatitiche come la pododermatite plasmatica e spesso comporta zoppia o eccessiva attività di leccamento delle zampe colpite. Le alterazioni infiammatorie sono istologicamente caratterizzate da infiltrazione eosinofila e distruzione cronica dei tessuti.

Una rara manifestazione sistemica è il granuloma eosinofilo con coinvolgimento polmonare, in cui gli infiltrati eosinofili nei polmoni possono portare a tosse cronica, dispnea o ostruzione bronchiale. Questa forma è difficile da diagnosticare perché può essere clinicamente confusa con altre malattie delle vie respiratorie, come l'asma o la polmonite infettiva. La diagnosi richiede un lavaggio broncoalveolare o una biopsia mirata delle aree polmonari interessate per rilevare la caratteristica reazione infiammatoria eosinofila.

Il trattamento delle forme rare del complesso del granuloma eosinofilo dipende dalla reazione immunitaria sottostante. Poiché spesso è coinvolta una causa allergica, il primo passo è identificare ed eliminare i potenziali fattori scatenanti, come gli allergeni alimentari o ambientali. I glucocorticoidi sono il pilastro della terapia, in quanto possono sopprimere efficacemente l'eccessiva risposta immunitaria. Nei casi resistenti al trattamento, possono essere utilizzati anche altri immunosoppressori come la ciclosporina o gli antistaminici per controllare i processi infiammatori.

La prognosi dipende dalla localizzazione e dalla gravità della malattia. Mentre le forme cutanee di solito rispondono bene alla terapia immunosoppressiva, le manifestazioni sistemiche o il coinvolgimento orale possono richiedere un trattamento a lungo termine. Una diagnosi precoce e una terapia mirata sono fondamentali per evitare complicazioni e migliorare la qualità di vita dei gatti colpiti.

8. Malattie rare della pelle e tumori

8.1 Linfomi epiteliotropi a cellule T felini

Il linfoma epiteliotropico a cellule T felino è una malattia neoplastica rara ma aggressiva della pelle, caratterizzata dalla trasformazione maligna dei linfociti T. Questa forma di linfoma appartiene al gruppo dei linfomi cutanei e ha una particolare affinità per le strutture epiteliali della pelle e delle mucose. Questa forma di linfoma appartiene al gruppo dei linfomi cutanei e ha una particolare affinità per le strutture epiteliali della pelle e delle mucose. La malattia si sviluppa solitamente in modo graduale, ma mostra un progressivo peggioramento che può portare a gravi complicazioni sistemiche se non trattata.

La causa esatta del linfoma epiteliotropico a cellule T felino non è del tutto chiara, ma si sospetta che la stimolazione immunologica cronica o le predisposizioni genetiche giochino un ruolo nella degenerazione dei linfociti T. Queste cellule maligne infiltrano l'epidermide, i follicoli piliferi e le ghiandole sebacee, portando alla progressiva distruzione dell'architettura cutanea. In uno stadio avanzato, il linfoma può metastatizzare e colpire organi interni, linfonodi o il sistema sanguigno.

La presentazione clinica è varia e spesso inizia con alterazioni dermatologiche non specifiche. Inizialmente i gatti colpiti presentano arrossamenti, aree cutanee squamose e perdita di pelo, che spesso vengono erroneamente interpretati come dermatosi allergiche o infiammatorie. Con il progredire della malattia, si sviluppano lesioni nodulari o simili a placche, che possono ulcerarsi e diventare secondariamente infette. Particolarmente caratteristiche sono le ferite difficili da rimarginare che non rispondono ai trattamenti convenzionali e che aumentano lentamente di dimensioni.

In alcuni casi, il linfoma epiteliotropico a cellule T può presentare un coinvolgimento cutaneo generalizzato, che interessa ampie aree del corpo. Questa forma è associata a forte prurito, ispessimento della pelle e aumento della desquamazione, che influisce significativamente sul benessere generale del gatto. Quando sono coinvolte le membrane mucose, spesso si verificano lesioni erosive o ulcerative nella bocca, nelle palpebre o nell'area genitale, con conseguente dolore e disfunzione.

La diagnosi richiede un esame dermatologico completo, poiché i sintomi sono inizialmente aspecifici e possono essere confusi con malattie infiammatorie della pelle. L'esame istopatologico di una biopsia cutanea è fondamentale per identificare i tipici infiltrati di linfociti T maligni nell'epidermide e nel derma. I marcatori immunoistochimici come il CD3 possono aiutare a caratterizzare le cellule neoplastiche come linfociti T. Per determinare l'estensione della malattia e l'eventuale coinvolgimento sistemico possono essere necessarie procedure diagnostiche complementari, come l'agoaspirazione dei linfonodi o studi di imaging.

Il trattamento del linfoma epiteliotropico a cellule T felino è impegnativo, poiché si tratta di una malattia neoplastica aggressiva che spesso ha una risposta limitata alle misure terapeutiche. La terapia principale è la chemioterapia sistemica, che può essere somministrata con farmaci come la lomustina o il clorambucile per sopprimere la proliferazione delle cellule maligne. In alcuni casi può essere presa in considerazione la radioterapia, soprattutto se le lesioni sono confinate a singole aree del corpo.

I corticosteroidi sono spesso utilizzati per il trattamento sintomatico, in quanto hanno un effetto antinfiammatorio e possono rallentare temporaneamente la progressione della malattia. Per migliorare la qualità di vita del gatto colpito sono spesso necessarie misure di supporto, come la terapia antibiotica per controllare le infezioni secondarie o i farmaci antidolorifici.

La prognosi del linfoma epiteliotropico a cellule T felino è da cauta a sfavorevole, poiché la malattia è di natura progressiva e spesso si ripresenta anche con il trattamento. Il tempo di sopravvivenza varia a seconda della risposta alla terapia: alcuni gatti rimangono stabili per diversi mesi o anni, mentre altri mostrano una rapida progressione della malattia nonostante la terapia intensiva. Una diagnosi precoce e un trattamento personalizzato possono contribuire a mantenere la qualità di vita del gatto e a rallentare la progressione della malattia.

8.2 Tumori dei mastociti nei gatti (varianti rare e aggressive)

I tumori dei mastociti nel gatto sono malattie neoplastiche che hanno origine dai mastociti e possono insorgere nella pelle o negli organi interni. Mentre la maggior parte dei tumori cutanei dei mastociti nel gatto è di natura benigna, esistono rare varianti aggressive caratterizzate da una crescita rapida, da un comportamento infiltrativo e da una maggiore tendenza alla metastatizzazione. Queste forme maligne rappresentano una sfida diagnostica e terapeutica, poiché si presentano in modo diverso dal punto di vista clinico e spesso vengono riconosciute solo in fase avanzata.

I mastociti sono cellule immunitarie che svolgono un ruolo centrale nei processi infiammatori e nelle reazioni allergiche. Contengono granuli con sostanze bioattive come istamina, eparina e vari mediatori infiammatori, che vengono rilasciati al momento dell'attivazione e possono causare una forte reazione locale. La trasformazione neoplastica porta alla proliferazione incontrollata di queste cellule, con conseguenti cambiamenti caratteristici di tipo tumorale. Nei casi aggressivi, aumenta la capacità dei mastociti di degranulare, il che può portare a sintomi sistemici come arrossamento, gonfiore o persino reazioni anafilattoidi.

I rari e aggressivi tumori cutanei dei mastociti si presentano di solito come noduli ulcerati a crescita rapida che possono cambiare di dimensione. Alcuni tumori sembrano inizialmente innocui e poi aumentano di dimensioni in un breve periodo di tempo, il che può essere indice di un'aumentata proliferazione cellulare e di una possibile infiltrazione nel tessuto circostante. La comparsa di tumori in aree sensibili dal punto di vista funzionale, come il viso, le orecchie o gli arti, è particolarmente problematica, poiché in questi casi la rimozione chirurgica può essere difficile.

I tumori metastatici dei mastociti hanno la capacità di diffondersi attraverso il sangue o il sistema linfatico e di formare focolai tumorali secondari in altri organi. Le sedi più comuni di metastasi sono i linfonodi, la milza, il fegato e, in rari casi, il midollo osseo. Il coinvolgimento sistemico porta a sintomi aspecifici come perdita di peso, letargia o anemia, che diventano evidenti solo in una fase avanzata della malattia. Forme particolarmente aggressive di tumori dei mastociti possono causare una cosiddetta "mastocitosi", in cui grandi quantità di mastociti si accumulano in vari organi e portano a disfunzioni d'organo.

La diagnosi si basa su una combinazione di esame clinico, aspirazione con ago sottile ed esame istopatologico di un campione di tessuto. Gli esami citologici mostrano in genere numerose cellule granulose con caratteristici granuli basofili, che diventano visibili dopo una colorazione speciale. La distinzione definitiva tra una variante benigna e una maligna viene fatta in base a criteri istopatologici come l'atipia cellulare, l'indice mitotico e il comportamento di invasione. L'analisi immunoistochimica può essere utilizzata anche per determinare marcatori prognostici come l'antigene di proliferazione Ki-67.

Il trattamento dei tumori aggressivi dei mastociti richiede una combinazione di asportazione chirurgica, chemioterapia e, in alcuni casi, radioterapia. La resezione chirurgica completa con sufficienti margini di sicurezza è il passo terapeutico più importante per ridurre al minimo il rischio di recidiva locale. I tumori infiltranti o scarsamente demarcati spesso richiedono una resezione estesa o terapie aggiuntive per eliminare le cellule tumorali residue. I protocolli chemioterapici con inibitori della tirosin-chinasi, come il masitinib o il Palladia, possono essere utilizzati nei casi di metastasi o di tumori non operabili, in quanto inibiscono specificamente la crescita dei mastociti neoplastici.

La prognosi dipende dall'aggressività del tumore, dal grado di atipia cellulare e dalla presenza di metastasi. Mentre i tumori cutanei dei mastociti con un basso tasso di divisione cellulare e confini netti hanno una buona prognosi, le varianti infiltranti o metastatiche sono associate a un tasso di sopravvivenza più basso. La diagnosi precoce e la gestione terapeutica completa sono fondamentali per prolungare la sopravvivenza e mantenere la qualità di vita dei gatti colpiti.

9. Malattie respiratorie e polmonari

9.1 Polmonite proliferativa e necrotizzante felina

La polmonite proliferativa e necrotizzante felina è una forma rara e grave di polmonite, caratterizzata da un'eccessiva proliferazione dei tessuti e da un'estesa necrosi degli stessi. La malattia colpisce principalmente gli alveoli polmonari e i bronchi e porta a una progressiva compromissione della funzione respiratoria. A causa dei sintomi iniziali non specifici e della progressione spesso rapida, questa malattia rappresenta una sfida diagnostica e terapeutica.

La causa esatta della polmonite proliferativa e necrotizzante felina non è del tutto nota. Si ipotizza che la malattia possa essere scatenata da una risposta immunitaria atipica o da un'infezione con determinati agenti patogeni. Agenti patogeni come virus, batteri o funghi potrebbero svolgere un ruolo nello sviluppo della malattia innescando una risposta infiammatoria eccessiva e una riparazione tissutale incontrollata. In alcuni casi, si ritiene che la malattia sia associata a processi infiammatori sistemici o a una disregolazione del sistema immunitario.

I meccanismi fisiopatologici della malattia si basano su un'eccessiva proliferazione degli pneumociti, che causano un ispessimento anomalo delle pareti alveolari. Allo stesso tempo, si verifica una marcata necrosi del tessuto polmonare, che può compromettere gravemente l'assorbimento di ossigeno. Questi cambiamenti strutturali portano a una crescente limitazione della funzione polmonare e a una ridotta elasticità del tessuto polmonare. La dispnea che ne consegue può peggiorare rapidamente e portare a un insufficiente apporto di ossigeno all'intero organismo.

I sintomi clinici variano a seconda del decorso e dello stadio della malattia. Nelle fasi iniziali, i gatti colpiti mostrano spesso segni aspecifici come riduzione dell'attività, perdita di appetito e tosse episodica. Con il progredire della malattia, compaiono sintomi respiratori più pronunciati, tra cui un maggiore sforzo respiratorio, respirazione accelerata e frequenti pause nella respirazione. Alcuni gatti sviluppano cianosi, caratterizzata da una colorazione bluastra delle mucose e segno di grave ipossia. Nei casi più gravi, può verificarsi un'insufficienza respiratoria generalizzata, che può essere pericolosa per la vita.

La diagnosi di polmonite proliferativa e necrotizzante felina richiede una combinazione di esame clinico, tecniche di diagnostica per immagini e test diagnostici di laboratorio. Una radiografia del torace mostra in genere un'ombreggiatura diffusa dei campi polmonari, che indica un'infiammazione estesa e alterazioni del tessuto. In alcuni casi, una tomografia computerizzata può fornire una valutazione più dettagliata della struttura polmonare e aiutare a determinare l'estensione della proliferazione e della necrosi. Il lavaggio broncoalveolare può essere utilizzato per ottenere materiale cellulare da sottoporre a esame citologico o microbiologico per identificare eventuali agenti infettivi. Nei casi meno chiari, può essere necessaria una biopsia polmonare per individuare le caratteristiche alterazioni istopatologiche.

Il trattamento della polmonite proliferativa e necrotizzante felina è difficile, poiché non esiste una terapia standardizzata e la prognosi dipende fortemente dal decorso della malattia. Gli obiettivi principali della terapia sono la stabilizzazione della funzione respiratoria, il controllo della risposta infiammatoria e il trattamento mirato di eventuali infezioni. L'ossigenoterapia può essere necessaria per migliorare l'apporto di ossigeno, soprattutto nei casi di grave distress respiratorio. Per ridurre l'eccessiva risposta immunitaria si possono utilizzare farmaci antinfiammatori come i glucocorticoidi, anche se il dosaggio deve essere adattato individualmente.

Se viene individuata o sospettata una causa infettiva, viene somministrata una terapia antibiotica o antimicotica mirata per eliminare il coinvolgimento batterico o micotico. Misure di supporto come la fluidoterapia e la gestione nutrizionale sono essenziali per stabilizzare le condizioni generali del gatto. Tuttavia, nei casi avanzati con un coinvolgimento polmonare massiccio, la prognosi può essere sfavorevole, soprattutto se è presente un danno tissutale irreversibile.

Le strategie terapeutiche a lungo termine dipendono dalla risposta del gatto al trattamento e dalla progressione della malattia. In alcuni casi, può essere necessaria una terapia sintomatica a lungo termine per mantenere la funzione respiratoria il più a lungo possibile. La prognosi generale rimane riservata, poiché la malattia è spesso cronica e progressiva e può essere fatale nonostante il trattamento intensivo. La diagnosi precoce e un approccio terapeutico multidisciplinare sono fondamentali per offrire le migliori possibilità di stabilizzazione della malattia.

10. Malattie cardiovascolari

10.1 Forme atipiche di cardiomiopatia ipertrofica

La cardiomiopatia ipertrofica è la malattia cardiaca più comune nei gatti ed è caratterizzata da un ispessimento anomalo del muscolo cardiaco, in particolare del ventricolo sinistro. Sebbene la forma classica della malattia sia ben documentata, esistono rare varianti atipiche che differiscono dalla forma tipica per presentazione, progressione e fisiopatologia. Queste forme rare sono spesso difficili da diagnosticare, poiché non sempre presentano le caratteristiche ecocardiografiche della cardiomiopatia ipertrofica classica e in alcuni casi rimangono clinicamente poco evidenti fino allo sviluppo di gravi complicazioni.

Una rara variante della cardiomiopatia ipertrofica è la cardiomiopatia ipertrofica asimmetrica, in cui l'ispessimento del muscolo cardiaco è distribuito in modo non uniforme. Mentre la forma classica presenta di solito un'ipertrofia concentrica dell'intero ventricolo sinistro, questa variante può portare a un ispessimento focale di alcune sezioni del miocardio, ad esempio nell'area del setto interventricolare o della parete libera del ventricolo sinistro. Questa ipertrofia disomogenea può portare a marcate differenze negli effetti emodinamici, in quanto alcune regioni del cuore si irrigidiscono eccessivamente, mentre altre continuano a mostrare modelli di movimento normali.

Un'altra forma atipica è la cardiomiopatia ipertrofica ostruttiva, in cui l'ispessimento del muscolo cardiaco porta a un restringimento funzionale del tratto di deflusso del ventricolo sinistro. Questo restringimento può portare a un marcato aumento della pressione nel ventricolo sinistro e compromettere significativamente la capacità di eiezione del cuore. In alcuni casi, questa ostruzione è dinamica, cioè aumenta sotto sforzo o in situazioni di stress. I gatti colpiti possono sviluppare sintomi improvvisi come sincope, mancanza di respiro pronunciata o collasso improvviso.

Una forma particolarmente rara di cardiomiopatia ipertrofica è la variante restrittiva non ostruttiva, in cui l'ispessimento del miocardio è accompagnato da una grave disfunzione diastolica. In questa variante, la funzione di pompaggio sistolico è spesso mantenuta per lungo tempo, ma la fase di riempimento del cuore è significativamente compromessa. Ciò comporta un aumento della pressione nell'atrio sinistro, che può aumentare progressivamente e portare infine alla congestione dei vasi polmonari. I gatti affetti da questa forma spesso manifestano sintomi come mancanza di respiro, letargia e accumulo di liquidi nella cavità toracica solo in fase avanzata.

Un'altra manifestazione atipica è la cosiddetta cardiomiopatia ipertrofica indotta da tachicardia, in cui un aumento cronico della frequenza cardiaca, ad esempio a causa di aritmie persistenti o ipertiroidismo, porta a un ispessimento secondario del miocardio. Questa forma differisce dalla cardiomiopatia ipertrofica primaria in quanto può essere potenzialmente reversibile se la causa sottostante viene trattata con successo. La correzione precoce della tachicardia può in alcuni casi portare alla regressione parziale o completa dell'ipertrofia miocardica.

La diagnosi delle forme atipiche di cardiomiopatia ipertrofica è particolarmente impegnativa, in quanto non sempre è possibile applicare in modo affidabile gli usuali criteri diagnostici che si applicano alla forma classica. L'ecocardiografia è il principale strumento diagnostico per valutare la struttura del miocardio e la funzione diastolica, ma è facile che sfuggano modelli di ispessimento irregolari o sottili. Tecniche di imaging complementari, come la risonanza magnetica, possono essere utili per analizzare più dettagliatamente i cambiamenti strutturali. Gli studi elettrocardiografici e il monitoraggio Holter a lungo termine sono essenziali per identificare eventuali aritmie che possono essere associate a queste varianti rare.

Il trattamento delle forme atipiche di cardiomiopatia ipertrofica deve essere adattato individualmente, poiché gli effetti emodinamici possono variare notevolmente a seconda della variante della malattia. Mentre i betabloccanti o i calcio-antagonisti possono essere utilizzati nelle forme ostruttive per ridurre il carico pressorio del ventricolo sinistro, possono essere controproducenti nelle varianti restrittive. I diuretici sono necessari nei gatti con sintomi congestizi gravi per ridurre il sovraccarico polmonare, ma devono essere dosati con attenzione per evitare un'eccessiva disidratazione.

La prognosi delle forme atipiche di cardiomiopatia ipertrofica è variabile e dipende fortemente dal particolare sottotipo, dallo stadio della malattia e dal controllo terapeutico dei sintomi. Mentre alcune forme possono essere stabilizzate con un trattamento mirato, altre varianti sono associate a un'elevata morbilità e a un rischio significativo di eventi cardiaci improvvisi. La diagnosi precoce e la pianificazione di un trattamento differenziato sono essenziali per ottimizzare la qualità di vita dei gatti colpiti ed evitare gravi complicazioni.

11. Malattie gastrointestinali ed epatiche

11.1 Malattie infiammatorie croniche intestinali (forme estreme)

Le malattie infiammatorie croniche intestinali nel gatto sono un gruppo di malattie gastrointestinali persistenti caratterizzate da una reazione infiammatoria persistente della mucosa intestinale. Queste malattie sono complesse e multifattoriali, con una predisposizione genetica, una disregolazione immunologica, una disbiosi microbica e fattori ambientali che giocano tutti un ruolo. Mentre molti casi possono essere controllati con misure dietetiche o medicinali, esistono forme estreme che sono resistenti alla terapia e possono causare gravi complicazioni.

La fisiopatologia di queste malattie si basa su una risposta immunitaria disregolata dell'intestino agli antigeni provenienti dal cibo, dal microbioma o dall'ambiente. Nei casi normali, una barriera intestinale intatta garantisce una risposta immunitaria controllata, ma nelle malattie infiammatorie croniche intestinali si verifica un'attivazione eccessiva del sistema immunitario che porta a un'infiammazione persistente. Questa infiammazione può interessare diversi strati della parete intestinale e coinvolgere sia l'intestino tenue che quello crasso. In casi estremi, si sviluppa una fibrosi progressiva della parete intestinale, con conseguenti alterazioni strutturali, malassorbimento e disturbi della motilità.

I gatti affetti da forme gravi di malattie infiammatorie croniche dell'intestino spesso presentano una combinazione pronunciata di sintomi gastrointestinali, che possono manifestarsi con vomito persistente, diarrea cronica, grave perdita di peso e periodi intermittenti di febbre. Nelle forme particolarmente aggressive, si manifestano anche sintomi sistemici, tra cui la riduzione della massa muscolare, l'immunodeficienza generale e l'anemia come conseguenza dell'alterato assorbimento dei nutrienti. La malattia può progredire a episodi, con fasi acute di grave deterioramento difficili da stabilizzare.

Un sottotipo particolarmente difficile da trattare è l'enterite linfoplasmacitica, caratterizzata da una massiccia infiltrazione di linfociti e plasmacellule nella mucosa intestinale. Questa forma è spesso associata a gravi danni alla barriera mucosale, con conseguente aumento della permeabilità e un elevato rischio di infezioni secondarie. In casi estremi, l'infiammazione cronica può portare alla completa distruzione dei villi intestinali, compromettendo in modo significativo la capacità di assorbire i nutrienti.

Un'altra forma particolarmente problematica è la gastroenterite eosinofila, causata da un accumulo eccessivo di granulociti eosinofili nella mucosa intestinale. Queste cellule rilasciano mediatori altamente reattivi che possono danneggiare ulteriormente la mucosa e causare gravi reazioni di ipersensibilità. I gatti affetti da questa forma di malattia spesso rispondono in modo inadeguato alle terapie standard, poiché l'infiammazione eosinofila è difficile da controllare ed è associata a gravi danni tissutali.

In rari casi si può sviluppare un'enterite granulomatosa, caratterizzata istologicamente da una reazione infiammatoria granulomatosa a dominanza macrofagica. Questa forma è particolarmente resistente al trattamento, poiché i processi infiammatori spesso interessano gli strati più profondi della parete intestinale e favoriscono la formazione di alterazioni fibrotiche. Le conseguenti stenosi e l'indurimento dei tessuti possono compromettere il transito intestinale e rendere necessario un intervento chirurgico.

La diagnosi di queste forme estreme di malattia infiammatoria cronica intestinale richiede un work-up diagnostico clinico e di laboratorio completo. Un esame del sangue dettagliato può fornire indicazioni sull'infiammazione sistemica, sugli squilibri elettrolitici o sull'anemia, mentre le tecniche di imaging come l'ecografia possono identificare le alterazioni strutturali della parete intestinale. Tuttavia, una diagnosi definitiva può essere fatta solo attraverso una biopsia endoscopica o chirurgica, che consente un preciso esame istopatologico degli infiltrati infiammatori.

Il trattamento delle malattie infiammatorie croniche intestinali difficili da trattare è spesso lungo e richiede una strategia multimodale personalizzata. Mentre molti gatti possono essere stabilizzati con una combinazione di dieta ipoallergenica, terapia immunomodulante e supporto probiotico, le forme estreme sono spesso resistenti alle terapie standard. In questi casi, è necessario utilizzare immunosoppressori ad alte dosi, come la ciclosporina o il micofenolato mofetile, per controllare i processi infiammatori. Nei casi più gravi, i corticosteroidi vengono spesso somministrati in combinazione con altri farmaci per attenuare la risposta immunitaria e stabilizzare la mucosa intestinale.

I gatti con una forma avanzata della malattia richiedono spesso un supporto nutrizionale intensivo, poiché l'assorbimento dei nutrienti può essere gravemente compromesso. In casi particolarmente gravi, può essere necessaria una nutrizione enterale o parenterale temporanea per minimizzare gli effetti catabolici della malattia.

La prognosi di queste forme estreme di malattia infiammatoria cronica intestinale è variabile e dipende molto dalla risposta alla terapia. Mentre alcuni gatti possono essere stabilizzati con cure mediche intensive, altri casi sono resistenti alla terapia e mostrano un continuo peggioramento nonostante le misure terapeutiche complete. La diagnosi precoce e il trattamento costante sono fondamentali per rallentare la progressione della malattia e migliorare la qualità di vita dei gatti affetti.

12. Malattie nefrologiche e urologiche

12.1 Malattie renali congenite

Le malattie renali congenite nei gatti sono un gruppo eterogeneo di malformazioni genetiche che colpiscono la struttura e la funzione dei reni fin dalla nascita. Queste malattie possono manifestarsi in modi diversi, da alterazioni sottili che portano a sintomi clinici solo più tardi nella vita a difetti gravi che portano a un'insufficienza renale rapidamente progressiva in età precoce. Dato il ruolo essenziale dei reni nella filtrazione dei prodotti metabolici, nella regolazione dell'equilibrio dei fluidi e degli elettroliti e nella produzione di ormoni, i difetti congeniti possono avere conseguenze significative sulla salute.

Una delle malattie renali ereditarie più comuni nei gatti è la malattia policistica del rene, che si riscontra soprattutto nei gatti persiani e nelle razze affini. Questa malattia è causata da una mutazione nel **gene PKD1**, che porta a un malfunzionamento della proteina che produce la policistina. Questo porta allo sviluppo di cisti multiple piene di liquido che si formano all'interno del parenchima renale e spostano il tessuto funzionale nel tempo. Sebbene molti gatti inizialmente non mostrino alcun sintomo, la formazione progressiva di cisti può manifestarsi in età medio-anziana sotto forma di malattia renale cronica, associata a un aumento della produzione di urina, sete, perdita di peso e riduzione dell'appetito.

Un'altra malformazione congenita è l'ipoplasia renale, in cui uno o entrambi i reni non si sviluppano completamente. Questa anomalia comporta un numero ridotto di nefroni, che limita la capacità di filtrazione del rene fin dalla nascita. Nei casi lievi, la funzionalità renale residua può essere sufficiente a svolgere le funzioni vitali, mentre l'ipoplasia grave può portare a un'insufficienza renale terminale nei primi mesi di vita.

La nefropatia giovanile familiare è una rara ma grave malattia genetica dei reni che è stata descritta in alcune razze come i gatti siamesi e abissini. Questa malattia porta alla progressiva fibrosi del tessuto renale e alla perdita prematura della funzione. Clinicamente, la nefropatia giovanile si manifesta in giovane età, spesso con segni di insufficienza renale cronica come l'aumento del bere, l'aumento della produzione di urina, la disidratazione e la diminuzione della massa muscolare.

La displasia renale è un disturbo dello sviluppo raro ma grave, in cui la normale struttura architettonica del rene è alterata. Durante lo sviluppo embrionale si verifica una differenziazione difettosa del nefrone, che porta a una disposizione errata delle strutture renali. Questi difetti possono verificarsi casualmente o essere geneticamente determinati. In molti casi, la conseguente compromissione della funzione renale porta a un'insufficienza renale precoce, che può essere trattata solo in modo sintomatico.

Oltre alle malformazioni strutturali, esistono difetti genetici che influenzano la funzione tubulare dei reni. Un esempio è la sindrome di Fanconi, una rara malattia ereditaria caratterizzata da un difetto di riassorbimento di aminoacidi, glucosio, fosfati ed elettroliti nei tubuli prossimali. Questa disfunzione porta a una perdita cronica di acqua ed elettroliti, che può provocare sintomi quali aumento della sete, eccessiva produzione di urina, debolezza muscolare e disturbi della crescita.

La diagnosi di malattia renale congenita richiede una combinazione di procedure cliniche, di diagnostica di laboratorio e di imaging. Un esame del sangue spesso mostra livelli elevati di urea e creatinina, che indicano un'alterata funzione renale. Le analisi delle urine possono fornire indicazioni su proteinuria, glucosuria o alterazione dei livelli elettrolitici. Gli esami ecografici sono essenziali per identificare anomalie strutturali come cisti, displasia o ipoplasia. In alcuni casi, è possibile eseguire test genetici, soprattutto nelle razze con predisposizioni genetiche note, come la malattia policistica del rene.

Il trattamento delle malattie renali congenite è per lo più sintomatico, poiché molti di questi difetti non sono reversibili. L'obiettivo della terapia è quello di mantenere la funzione renale il più a lungo possibile e di ridurre al minimo le complicanze come disidratazione, disturbi elettrolitici e acidosi metabolica. Una dieta favorevole ai reni, a ridotto contenuto di proteine e fosfati, può contribuire a ridurre il carico sui reni e a rallentare la progressione della malattia. Negli stadi avanzati, si possono utilizzare farmaci come gli ACE-inibitori per ridurre la proteinuria o i leganti dei fosfati per controllare il metabolismo minerale.

La prognosi delle malattie renali congenite varia notevolmente e dipende dal tipo e dalla gravità del difetto. Mentre alcuni gatti con anomalie lievi possono vivere una vita normale, altri sviluppano un'insufficienza renale terminale in giovane età, richiedendo cure mediche continue. La diagnosi precoce e il monitoraggio regolare sono fondamentali per controllare la progressione della malattia e mantenere la qualità di vita dei gatti affetti il più a lungo possibile.

13. Malattie ambientali e tossinfezioni

13.1 Avvelenamento da metalli pesanti

L'avvelenamento da metalli pesanti come tallio, piombo e zinco rappresenta una seria minaccia per i gatti, poiché queste sostanze tossiche si trovano nell'ambiente, nei prodotti domestici e nei materiali industriali e possono essere ingerite involontariamente. Gli effetti sull'organismo sono molteplici e colpiscono numerosi sistemi di organi, tra cui il sistema nervoso, i reni, l'apparato digerente e il sistema ematologico. A causa dell'accumulo graduale e dei sintomi spesso aspecifici, l'avvelenamento da metalli pesanti viene spesso riconosciuto solo in fase avanzata, il che può peggiorare notevolmente la prognosi.

Il tallio è uno dei metalli pesanti più pericolosi per i gatti, poiché è estremamente tossico e causa gravi danni sistemici anche in piccole quantità. Storicamente, il tallio veniva utilizzato nei rodenticidi, negli insetticidi e nei processi di produzione del vetro, ma in molti Paesi è regolamentato o vietato a causa della sua elevata tossicità. Ciononostante, può essere trovato in vecchi edifici, terreni contaminati o rifiuti industriali. Di solito viene ingerito per via orale attraverso cibo o acqua contaminati, ma è possibile anche l'esposizione per inalazione. Dopo l'assorbimento, il tallio si distribuisce rapidamente nell'organismo e si accumula nei tessuti nervosi e renali. Le manifestazioni cliniche dell'avvelenamento da tallio comprendono sintomi gastrointestinali come vomito, diarrea sanguinolenta e forti dolori addominali, seguiti da deficit neurologici come tremori muscolari, atassia, convulsioni e paralisi progressiva. Nei casi più gravi, possono verificarsi coma e insufficienza multiorgano. La diagnosi viene effettuata analizzando campioni di sangue e di urina per rilevare livelli elevati di tallio. Il trattamento è difficile perché non esiste un antidoto specifico. Le misure di supporto comprendono la somministrazione di potassio, poiché un aumento della concentrazione di potassio favorisce l'escrezione renale del tallio, e l'uso di agenti chelanti come il blu di Prussia per legare il metallo nell'intestino.

Il piombo è un altro metallo pesante altamente tossico che si trova nelle vernici, nelle vecchie tubature dell'acqua, nelle batterie, nelle munizioni e nei rifiuti industriali. I gatti sono particolarmente a rischio se leccano sostanze contenenti piombo o ingeriscono particelle contaminate dall'ambiente. Dopo l'assorbimento, il piombo si distribuisce nel sangue e si deposita preferibilmente nelle ossa, nei reni e nel tessuto nervoso. I sintomi clinici sono spesso aspecifici e si sviluppano gradualmente. I primi segni sono disturbi gastrointestinali come perdita di appetito, vomito e costipazione. Con il progredire della malattia, si manifestano sintomi neurologici come tremori muscolari, atassia, crisi epilettiformi e alterazioni del comportamento. L'avvelenamento cronico da piombo può anche portare a un disturbo ematologico, che si manifesta come anemia rigenerativa con inclusioni basofile nei globuli rossi e alterata sintesi di emoglobina. La diagnosi viene effettuata misurando il contenuto di piombo nel sangue e analizzando campioni di ossa o di urina. In alcuni casi, le radiografie possono visualizzare i caratteristici depositi di piombo nelle ossa. Il trattamento consiste nella rimozione immediata della fonte di piombo e nella somministrazione di agenti chelanti come l'acido dimercaptosuccinico o l'EDTA di calcio per favorire l'escrezione del piombo attraverso i reni. Misure di supporto come la fluidoterapia e il controllo delle convulsioni sono essenziali per stabilizzare l'animale.

L'avvelenamento da zinco si verifica principalmente attraverso l'ingestione di oggetti contenenti zinco, come monete, rivestimenti metallici, unguenti o integratori alimentari. Sebbene lo zinco sia un oligoelemento essenziale in piccole quantità, un'assunzione eccessiva può causare effetti tossici. Dopo l'assorbimento, lo zinco entra nel flusso sanguigno e si accumula principalmente nel fegato, nei reni e nel pancreas. L'avvelenamento acuto provoca disturbi gastrointestinali come vomito, inappetenza e diarrea, mentre l'esposizione cronica può portare a una grave anemia emolitica. Questa è causata dal danno ossidativo alla membrana degli eritrociti, che porta a una maggiore distruzione dei globuli rossi. I gatti colpiti mostrano segni di anemia come pallore delle mucose, tachicardia, debolezza e ittero. La diagnosi definitiva viene effettuata determinando il livello di zinco nel sangue e mediante radiografie in caso di presenza di corpi estranei metallici nel tratto gastrointestinale. Il trattamento prevede la rimozione della fonte di zinco, mediante estrazione endoscopica o chirurgica, e la somministrazione di agenti chelanti per favorirne l'escrezione. Nei casi più gravi, può essere necessaria una trasfusione di sangue per compensare la carenza di ossigeno causata dall'anemia emolitica.

La prognosi dell'avvelenamento da metalli pesanti dipende fortemente dalla quantità ingerita, dalla durata dell'esposizione e dalla rapidità dell'intervento terapeutico. Mentre la diagnosi e il trattamento precoci possono migliorare significativamente le possibilità di sopravvivenza, i casi avanzati di avvelenamento sono spesso associati a una prognosi sfavorevole, soprattutto se si sono verificati danni neurologici o organici irreversibili. Le misure preventive, come la riduzione delle potenziali fonti di esposizione, il regolare monitoraggio dell'ambiente e la conoscenza delle sostanze tossiche presenti in casa, sono essenziali per evitare l'avvelenamento da metalli pesanti nei gatti.

14. Approcci terapeutici per le malattie rare

14.1 Terapie standard vs. terapie sperimentali.

La scelta tra una terapia standard e un trattamento sperimentale per le malattie feline rare dipende da diversi fattori, tra cui la disponibilità di opzioni terapeutiche consolidate, la progressione della malattia, le esigenze individuali dell'animale colpito e le possibilità di successo della terapia innovativa. Mentre le terapie standard si basano solitamente su molti anni di esperienza clinica e su studi scientificamente validati, i trattamenti sperimentali offrono spesso l'unica speranza per le malattie per le quali non esistono ad oggi farmaci efficaci o approvati.

I trattamenti innovativi sono utili quando una terapia standard non esiste, non è sufficientemente efficace o comporta gravi effetti collaterali. È il caso, in particolare, delle malattie genetiche, immunologiche o neoplastiche in cui i farmaci o gli interventi chirurgici convenzionali non sono in grado di migliorare la prognosi a lungo termine. Un esempio è la terapia genica per i disturbi metabolici ereditari o le malattie degenerative, dove la correzione mirata dei difetti genetici potrebbe potenzialmente fornire una cura permanente.

La decisione a favore di una terapia sperimentale viene spesso presa anche per le malattie che progrediscono nonostante il trattamento standard intensivo o che sono resistenti ai farmaci convenzionali. Questo vale in particolare per i tumori aggressivi o le malattie autoimmuni sistemiche, dove le immunoterapie mirate, gli anticorpi monoclonali o i vaccini tumorali possono fornire risultati terapeutici migliori rispetto alla chemioterapia convenzionale o ai corticosteroidi. I vantaggi dei trattamenti innovativi possono essere riconsiderati, in particolare nei pazienti con un'elevata variabilità individuale nella progressione della malattia, poiché gli approcci terapeutici personalizzati hanno il potenziale di modulare in modo più efficace i meccanismi specifici della malattia.

Le terapie sperimentali possono essere prese in considerazione anche quando le nuove tecnologie mostrano risultati iniziali promettenti e il rapporto rischio/beneficio appare accettabile. Ad esempio, i nuovi farmaci antivirali contro la peritonite infettiva felina, una malattia che fino a poco tempo fa era considerata incurabile, sono stati inizialmente utilizzati in via sperimentale e si sono rivelati innovativi, tanto che ora vengono sempre più standardizzati. Anche l'uso della medicina rigenerativa, che comprende la terapia con cellule staminali e l'ingegneria tissutale, potrebbe essere un'opzione futura per alcune malattie infiammatorie o degenerative, a condizione che i primi studi diano risultati positivi.

La sicurezza e l'accettabilità etica dei trattamenti sperimentali devono sempre essere considerate con attenzione. I dati limitati disponibili e gli effetti incerti a lungo termine di queste terapie possono rappresentare un rischio, motivo per cui dovrebbero essere utilizzate preferibilmente in studi clinici controllati o in strutture di ricerca specializzate. Nell'applicazione pratica, è fondamentale che una terapia sperimentale non venga scelta come ultima risorsa senza un chiarimento esaustivo, ma che si basi su una solida base scientifica per garantire un potenziale beneficio per l'animale.

In definitiva, la decisione a favore di un trattamento innovativo è individuale e deve essere presa in stretta collaborazione tra veterinari, specialisti e proprietari. Fattori come la qualità della vita, lo stadio della malattia, le alternative disponibili e lo stress finanziario ed emotivo devono essere presi in considerazione per selezionare la migliore opzione terapeutica possibile per l'animale colpito. Il continuo sviluppo di nuovi metodi di trattamento richiede una continua valutazione scientifica, in modo che le terapie innovative possano essere utilizzate in modo mirato e responsabile per trattare meglio le malattie feline rare o addirittura creare opzioni curabili a lungo termine.

14.2 Terapia genica: opportunità future per la medicina felina

La terapia genica è uno degli sviluppi più promettenti della medicina moderna e offre nuove possibilità per il trattamento delle malattie genetiche in medicina veterinaria. Mentre finora i difetti genetici nei gatti sono stati trattati solo in modo sintomatico o minimizzati con strategie di allevamento mirate, la terapia genica apre la possibilità di correggere le mutazioni che causano la malattia direttamente a livello molecolare. In futuro, questo metodo innovativo potrebbe non solo migliorare la qualità della vita dei gatti affetti, ma in alcuni casi persino fornire una cura permanente.

I principi della terapia genica si basano su un intervento mirato nel genoma per riparare, sostituire o spegnere i geni difettosi o mal funzionanti. A questo scopo vengono utilizzate diverse tecniche, tra cui l'iniezione di geni funzionali mediante vettori virali, l'editing genico diretto mediante tecnologie come il metodo CRISPR-Cas9 o l'uso di meccanismi basati sull'RNA per modulare l'espressione genica difettosa. La terapia genica può essere effettuata sia in vivo, dove il materiale genetico viene introdotto direttamente nell'organismo, sia ex vivo, dove le cellule vengono modificate geneticamente al di fuori dell'organismo e poi trasferite nel paziente.

Nella medicina felina, la terapia genica è particolarmente importante per le malattie metaboliche ereditarie, le malattie neurodegenerative e alcune forme di cardiomiopatia. Un esempio è la malattia policistica del rene, una malattia ereditaria autosomica dominante che si manifesta principalmente nei gatti persiani e nelle razze affini ed è causata da una mutazione nel **gene PKD1**. Attualmente non esistono terapie curative per questa malattia, ma un intervento genetico mirato potrebbe correggere la mutazione e prevenire la progressione della formazione di cisti.

Un'altra potenziale area di applicazione è il trattamento dell'atrofia retinica progressiva, una degenerazione retinica ereditaria che si verifica in diverse razze di gatti e porta gradualmente alla cecità. I primi approcci sperimentali alla terapia genica della retina mostrano risultati promettenti, in quanto possono rallentare o addirittura prevenire la degenerazione attraverso correzioni genetiche mirate. Approcci simili potrebbero essere sviluppati per alcune forme di cardiomiopatia ipertrofica, in cui mutazioni nei geni che codificano per proteine strutturali del muscolo cardiaco causano un progressivo ispessimento del miocardio.

Oltre a correggere i difetti genetici, la terapia genica offre nuove prospettive nel trattamento del cancro e delle malattie autoimmuni. In medicina umana, cellule immunitarie geneticamente modificate, note come cellule CAR-T, sono già state utilizzate con successo per combattere la leucemia. Un principio simile potrebbe essere utilizzato in medicina veterinaria, per attivare in modo specifico il sistema immunitario contro le cellule tumorali maligne. Le cellule immunitarie geneticamente modificate potrebbero anche essere utilizzate per regolare le reazioni autoimmuni errate in malattie come il lupus eritematoso sistemico o le malattie infiammatorie croniche intestinali.

Nonostante le promettenti possibilità, esistono ancora notevoli sfide che hanno finora limitato l'ampia applicazione della terapia genica nella medicina felina. Uno degli ostacoli maggiori è la somministrazione precisa e sicura delle modifiche genetiche, soprattutto quando si tratta di silenziare o modificare in modo mirato i geni. Sebbene i vettori virali siano utilizzati efficacemente per trasferire materiale genetico, essi comportano il rischio di risposte immunitarie inattese o di eventi di inserimento incontrollati che potrebbero portare a modifiche genetiche indesiderate. Pertanto, sistemi di vettori sicuri ed efficienti sono essenziali per migliorare l'applicabilità clinica.

Un altro ostacolo è la stabilità a lungo termine delle modifiche genetiche. Mentre alcune modifiche genetiche rimangono permanenti, altre potrebbero essere indebolite o eliminate dai processi naturali di rigenerazione cellulare, rendendo necessari trattamenti ripetuti. Inoltre, è necessaria un'attenta selezione dei geni bersaglio per evitare effetti collaterali indesiderati su altre funzioni cellulari.

Anche gli aspetti etici ed economici della terapia genica giocano un ruolo importante. Poiché gli interventi genetici non sono ancora ampiamente utilizzati in medicina veterinaria, molti degli attuali progetti di ricerca sono costosi e limitati a studi sperimentali. Il costo del trattamento di terapia genica potrebbe rappresentare un onere finanziario significativo per i proprietari degli animali, motivo per cui è necessario sviluppare modelli economicamente validi al fine di affermare la terapia genica come un'opzione praticabile nella pratica veterinaria a lungo termine.

Lo sviluppo futuro della terapia genica nella medicina felina dipenderà molto dai risultati delle ricerche e dai progressi tecnologici. Con la continua ottimizzazione dei metodi di terapia genica, un migliore controllo della sicurezza e dell'efficacia e l'espansione degli studi clinici, questo metodo di trattamento innovativo potrebbe svolgere un ruolo sempre più importante nel trattamento delle malattie genetiche dei gatti nei prossimi anni. Anche se attualmente permangono molte sfide, i progressi nell'editing genico e nella biologia molecolare offrono nuove speranze per il trattamento di malattie feline precedentemente incurabili.

15. Il futuro della diagnosi e del trattamento delle malattie rare feline

15.1 I progressi della genetica e della medicina personalizzata

I progressi della genetica e della medicina personalizzata hanno il potenziale per cambiare radicalmente la diagnosi e il trattamento delle malattie rare feline. I nuovi metodi di analisi genetica consentono di identificare precocemente le malattie e le predisposizioni ereditarie, mentre gli approcci terapeutici personalizzati permettono di effettuare trattamenti mirati in base al profilo genetico individuale del gatto colpito. Questi sviluppi aprono nuove possibilità per la prevenzione, la diagnosi e il trattamento di malattie che in passato erano difficili da trattare o incurabili.

La diagnostica genetica ha compiuto notevoli progressi negli ultimi anni. Le moderne tecnologie di sequenziamento, in particolare quelle di nuova generazione, consentono un'analisi dettagliata dell'intero genoma o di specifiche regioni genetiche con elevata precisione e in tempi relativamente brevi. Questo metodo viene sempre più utilizzato per identificare le mutazioni responsabili di malattie ereditarie, tra cui la malattia renale policistica, le atrofie progressive della retina o alcune forme di cardiomiopatia ipertrofica. Grazie ai test genetici precoci, è possibile identificare i portatori dei geni della malattia anche prima della comparsa dei sintomi clinici, consentendo una selezione mirata degli allevamenti per ridurre le malattie genetiche e un intervento terapeutico precoce.

Un altro metodo innovativo è l'analisi mirata dell'espressione genica, che consente di analizzare l'attività dei geni rilevanti per la malattia in vari tessuti. Questo metodo è particolarmente utile per le malattie complesse che sono influenzate da una combinazione di fattori genetici e ambientali, come i disturbi autoimmuni o metabolici. Confrontando i profili di espressione genica di gatti sani e malati, è possibile identificare nuovi biomarcatori diagnostici che consentono una diagnosi più accurata e precoce delle malattie.

La medicina personalizzata si basa sul riconoscimento che le differenze genetiche tra gli individui determinano una diversa progressione della malattia e tassi di risposta al trattamento. Mentre le strategie di trattamento tradizionali utilizzano spesso protocolli standardizzati per tutti i pazienti, la medicina personalizzata tiene conto dei fattori genetici, metabolici e immunologici individuali per sviluppare una terapia su misura. Questo metodo ha il potenziale per aumentare l'efficacia dei trattamenti, ridurre gli effetti collaterali e migliorare significativamente la prognosi di molte malattie.

Un esempio importante di approccio terapeutico personalizzato nella medicina felina è il trattamento mirato del cancro. L'analisi genetica molecolare delle cellule tumorali può identificare mutazioni specifiche responsabili della crescita del tumore. Sulla base di queste scoperte, è possibile sviluppare farmaci mirati che si adattano alla specifica firma genetica del tumore. Questa forma di terapia è già utilizzata con successo nella medicina umana e in futuro potrebbe svolgere un ruolo sempre più importante anche nella medicina veterinaria.

Anche il trattamento delle malattie infettive potrebbe essere rivoluzionato dalla medicina personalizzata. Le differenze genetiche nel sistema immunitario influenzano la suscettibilità individuale a determinati agenti patogeni e l'efficacia di vaccini e farmaci antivirali. Analizzando in modo specifico questi fattori genetici, in futuro si potrebbero sviluppare piani di vaccinazione individuali e immunoterapie in grado di offrire una protezione ottimale.

Oltre alle terapie genetiche, anche la farmacogenetica svolge un ruolo centrale nella medicina personalizzata. Questa disciplina studia come le variazioni genetiche influenzino la metabolizzazione e l'effetto dei farmaci. Alcune mutazioni genetiche possono far sì che un gatto metabolizzi più velocemente o più lentamente determinati farmaci, influenzando l'efficacia terapeutica o il rischio di effetti collaterali. I test farmacogenetici possono essere utilizzati per regolare individualmente il dosaggio ideale e ridurre al minimo il rischio di reazioni avverse ai farmaci.

Un altro promettente campo di ricerca è l'uso di approcci terapeutici basati sull'RNA, in cui le sequenze di RNA messaggero vengono modificate in modo specifico per regolare l'espressione di alcuni geni rilevanti per la malattia. Questa tecnica potrebbe svolgere un ruolo importante in futuro nel trattamento di malattie genetiche, malattie infiammatorie o alcuni disturbi metabolici.

I progressi della genetica e della medicina personalizzata offrono quindi prospettive completamente nuove per la diagnosi e il trattamento delle malattie feline rare. Il continuo sviluppo delle procedure di analisi genetica e la crescente disponibilità di approcci terapeutici personalizzati potrebbero, a lungo termine, contribuire a migliorare significativamente la prognosi di malattie gravi e consentire trattamenti individuali adattati al background genetico del gatto. Tuttavia, l'integrazione di queste nuove tecnologie nella pratica veterinaria richiederà ulteriori ricerche, una maggiore disponibilità di procedure diagnostiche specializzate e una stretta collaborazione interdisciplinare tra genetisti, veterinari e ricercatori farmaceutici.

Glossario

Carenza di aldosterone 103, 105
Malattie renali congenite 136
Aritmie 28, 82, 105, 106, 129
Suoni respiratori 28
Problemi respiratori 24
Autoanticorpi 47, 61, 111
Malattia autoimmune 24, 59, 108, 110
analisi bioinformatiche 41
Biopsia 33, 37, 42, 44, 69, 76, 83, 114, 133
Piombo 140, 141
Emocromo 34, 35
British Shorthair 56
BSE 84, 87
Sindrome di Chediak-Higashi 53
Malattia infiammatoria cronica intestinale 131
Tomografia computerizzata 19, 31, 93, 125
Coronavirus 67
Malattia di Creutzfeldt-Jakob 85
Desmopressina 102
Devon Rex 56
Diabete mellito 46, 99, 101
Diagnostica differenziale 45, 46
Diagnosi differenziali 35, 42, 46
Disproteinemia 37
Elettroliti 36
Centri di infiammazione 20
Gastroenterite eosinofila 132
complesso del granuloma eosinofilo 112
Malattia della pelle 116
Eritrociti 35, 56, 57, 77, 79, 110
Sindrome di Fanconi 138
felide Virus del vaiolo bovino 24
diabete insipido felino 99

disautonomia felina 88, 90, 91
Linfoma epiteliotropico a cellule T felino 116
ipereplessia felina 95
Peritonite infettiva felina 67, 145
parvovirus felino 81
Polmonite proliferativa e necrotizzante felina 123
lupus eritematoso sistemico felino 59
encefalopatia spongiforme felina 32, 87
Lupus eritematoso sistemico felino 108
Gangliosidosi 50
Genetica 18, 47, 151, 154
Diagnostica genetica 38, 40, 41, 66, 151
Terapia genica 52, 55, 66, 144, 147, 148, 149, 150
Analisi mirata dell'espressione genica 152
Malattie della pelle 112
Soffio cardiaco 28, 75
Istopatologia 42, 44
Istoplasmosi 23, 70, 71
Tecniche ad alta risoluzione 19
Sequenziamento ad alto rendimento 19
Tecnologie di sequenziamento ad alta velocità 41
Analisi ormonale 36
Ipertensione 29, 96
Cardiomiopatia ipertrofica 40, 127, 128
Cardiomiopatie ipertrofiche 22
Ipoadrenocorticismo 25, 37, 46
Sindrome da ipoadrenocorticismo 25
Ipotensione 29, 63, 89, 105
neuropatia idiopatica del trigemino 91
Malattie infettive 47
Insulinoma 37
Isoeritrolisi 56, 57
Malattie cardiovascolari 127
Malattia da graffio di gatto 74
Raffreddore del gatto 23
Sindrome di Key-Gaskell 88
Malattie del midollo osseo 35

Corticosteroidi 94, 118, 134, 145
Enzimi epatici 36
Malattie del fegato 131
Attività di dispersione 113
Polmonite 123
Linfonodi 28, 74, 116, 117, 120
Enterite linfoplasmacellulare 132
Malattie da accumulo lisosomiale 49
malattia da accumulo lisosomiale 32
Risonanza magnetica 19, 32, 52, 68, 93, 129
Gatti Maine Coon 23
Tumori dei mastociti 119, 120, 121
Malattie metaboliche 25
Analisi genetiche molecolari 25, 37
Malattie monogenetiche 40
Morbo di Addison 103, 104, 105, 106
MRT 20, 30, 32, 33, 34, 93
Mucopolisaccaridosi 50
Atrofia muscolare 23, 64, 93
Enzimi muscolari 36

Malattie muscolari 63, 66
Miopatie 32, 63, 64, 65, 66
Ghiandole surrenali 25
Ormoni surrenali 37
Insufficienza corticale surrenale 103, 104, 105
Isoeritrolisi neonatale 56, 59
Sistema nervoso 16, 24, 28, 49, 51, 67, 72, 73, 84, 88, 90, 95, 140
Degenerazione retinica 148
Reni 22, 24, 29, 33, 43, 60, 62, 99, 100, 101, 102, 103, 108, 109, 136, 137, 138, 139, 140, 141, 142
Malattie renali 33, 100, 101, 136, 138, 139
Insufficienza renale 9, 10, 46, 60, 69, 102, 110, 136, 137, 138, 139
Valori renali 36
Oncologia 31
Funzioni degli organi 35, 91
Osteopetrosi 30
Miocardite parvovirale 82

Gatti persiani 22, 136, 148
Medicina personalizzata 152, 153
Cuscinetti per le zampe 113
Infezioni fungine 23, 70, 71, 72, 73, 113
Malattie poligeniche 40
Malattia renale policistica 22
Malattie da prioni 87
Ragdoll 40, 56
Gatti di razza 19, 38, 56
Rickettsiosi 77, 78, 79, 80
Radiografia 20, 30, 31, 34, 90
Diagnostica a raggi X 30
Ormoni tiroidei 36
Tecnologia di sequenziamento 18
Sonografia 20
Sfingolipidosi 50, 51
encefalopatia spongiforme 84, 87
Malattia da stordimento 95
Disturbi metabolici 15, 24, 49, 144, 154
Lupus eritematoso sistemico 24, 47
Tallio 140
Termoregolazione 29
Malattie tumorali 34, 36, 116
Ultrasuoni 30, 33, 34, 90
Sintomi sistemici non specifici 47
Analisi delle urine 60, 138
Malattie urologiche 136
Avvelenamento da metalli pesanti 140
Zinco 140, 142